中医历代中医药名家文库

中医名家珍稀典籍校注丛书

主编 许敬生

医门八法 校注

[清] 刘鸿恩 撰

刘道清 翟明义 校注

河南科学技术出版社
·郑州·

图书在版编目（CIP）数据

《医门八法》校注 /（清）刘鸿恩撰；刘道清，翟明义校注. —郑州：河南科学技术出版社，2017.2（2023.3 重印）

ISBN 978-7-5349-8473-0

Ⅰ.①医…　Ⅱ.①刘…　②刘…　③翟…　Ⅲ.①八法（中医）-经方②《医门八法》-注释　Ⅳ.①R289.2

中国版本图书馆 CIP 数据核字（2016）第 308238 号

出版发行：河南科学技术出版社
　　　　　地址：郑州市经五路 66 号　　邮编：450002
　　　　　电话：（0371）65788613　65788628
　　　　　网址：www.hnstp.cn

策划编辑：李喜婷　马艳茹

责任编辑：吴　沛

责任校对：马晓灿

封面设计：张　伟

版式设计：若　溪

责任印制：朱　飞

印　　刷：三河市同力彩印有限公司

经　　销：全国新华书店

幅面尺寸：185 mm×260 mm　印张：14　字数：200 千字

版　　次：2023 年 3 月第 5 次印刷

定　　价：168.00 元

中原历代中医药名家文库（典籍部分）

主　　编　许敬生

副 主 编　冯明清　侯士良　卢丙辰　刘道清

学术秘书　马鸿祥

序

河南省地处中原，是中华民族优秀文化发祥地，从古及今，中原大地诞生许多杰出之士，他们的文化精神和伟大著作，一直指引着中华民族科学文化的发展与进步。老子、庄子、张衡、许慎、杜甫、韩愈等伟大思想家、科学家、文字学家、诗人、文学家在中国文化史上，做出伟大贡献。诞生于南阳的医圣张仲景两千年来以其《伤寒论》《金匮要略》一直有效地指导着中医理论研究与临床实践。中原确为人杰地灵之区。

河南省诞生许多著名中医学家，留下大量优秀中医著作。北宋淳化三年编成之《太平圣惠方》卷八收录《伤寒论》，为孙思邈所称"江南诸师秘仲景要方不传"残卷秘本，可觇辗转传抄于六朝医师手中的《伤寒论》概貌。《伤寒补亡论》作者郭雍，从父兼山学《易》，事载《宋元学案·兼山学案》，以治《易》绪馀，精究宋本《伤寒》，其书可补宋本方剂之不足、条文之缺失，可纠正《伤寒卒病论》"卒"字之讹，谓"卒"是"杂"字俗写而讹者，郭书对研究考证宋本《伤寒论》甚为重要。丛书所收诸家之作，大多类此。

中医发展，今逢盛世。河南科学技术出版社高瞻远瞩，不失时机地将河南省历代中医药名家著作精选底本，聘请中医古代文献专家许敬生教授担任主编，组织一批专家教授进行校勘注释予以出版，这对于继承和发展中医药事业具有重大意义。本书汇集之作，皆为中医临床及理论研究必读之书。读者试展读之，必知吾言之不谬。

振兴中医，从读书始。

北京中医药大学　钱超尘

2014 年 1 月 1 日

前　言

　　中原是华夏文明的主要发祥地，光辉灿烂的中原古代文明造就了丰富多彩的中医药文化。

　　中州自古多名医。在这块土地上，除了伟大的医圣张仲景之外，还产生了许多杰出的医学家。早在商代初期，就有商汤的宰相伊尹著《汤液》发明了汤剂。伊尹是有莘国（今河南开封县，一说是嵩县、伊川一带）人。早期的医方大家、晋朝的范汪是颍阳（今河南许昌）人，一说南阳顺阳（今河南内乡）人，他著有《范汪方》。较早的中医基础理论著作《褚氏遗书》的作者、南朝的褚澄是阳翟（今河南禹州）人。唐代的针灸和中药名家甄权是许州扶沟（今河南扶沟）人，寿103岁。唐代名医张文仲为高宗时御医，是治疗风病专家，曾著《疗风气诸方》，为洛州洛阳（今河南洛阳）人。对瘵病（结核病）提出独到见解，著有《骨蒸病灸方》一卷的崔知悌是许州鄢陵（今河南鄢陵）人。中国现存最早的食疗专著《食疗本草》的作者，唐代的孟诜是汝州（今河南汝州）人。北宋著名的医方类书《太平圣惠方》的作者王怀隐是宋州睢阳（今河南商丘）人。宋代著名的儿科专家阎孝忠是许昌（今河南许昌）人，他为恩师编写《小儿药证直诀》一书，使儿科大师钱乙的学说得以传世。北宋仁宗时，"校正医书局"中整理古医书的高手有好几位河南人。如撰《嘉祐本草》的掌禹锡为许州郾城（今河南漯河市郾城区）人，完成《重广补注黄帝内经素问》的孙兆、孙奇，均为卫州（今河南卫辉）人。北宋医家王贶是考城（今河南兰考）人，著有《全生指迷方》，《四库全书提要》评价说："此书于每证之前，非惟详其病状，且一一详其病源，无不辨其疑似，剖析微茫，亦可为诊家之枢要。"北宋末期的著名医家、《鸡峰备急方》（又称《鸡峰普济方》）的作者张锐是郑州（今河南郑州）人。南宋的伤寒大家，《伤寒补亡论》的作者郭雍是洛阳（今河南洛阳）人。南宋法医学家郑克是开封（今河南开封）人，他著的《折狱龟鉴》是与宋慈的《洗冤集录》齐名的一部法医著作。金元四大家之一，攻下派的代表金代张子和是睢州考城（今河南兰考县，一说民权县）人。元代名医滑寿祖籍是襄城（今河南襄城县）人，他著有《读素问钞》《难经本义》，对《黄帝内经》和《难经》的研究做出了巨大贡献；他著的《诊家枢要》和《十四经发挥》分别是诊断学专著和针灸专著，均在中医发展史上占有光辉的一页。明太祖朱元璋的五皇子朱橚，就藩在开封，为周定王，他著的《救荒本草》，以河南的灾荒为背景写成，开创了对野生可食植物的研究，对后世产生了深远影响。著名的医史专家、明代的李濂是祥符（今河南开封）人，他的《医史》十卷，是我国首次以"医史"命名的医学史专著，书中为张仲景、王叔和、王冰等人补写了传记。清代名医，《嵩崖尊生全书》的作者景日昣，是登封（今河南登封）人。清代温病学家的北方代表人物、《寒温条辨》的作者杨栗山是中州夏邑（今河南夏邑）人。清代著名的植物学家吴其濬，是河南固始县人，他撰写的《植物名实图考》和《植物名实图考长编》，不仅是植物学的名著，也是继《本草纲目》后最重要的本草类著作，对世界医学曾产生过重要影响。还有很多很多，不再一一列举。据不完全统计，史传和地方志中有籍可考的河南古代医家多达1000余人。《周易·系辞上》曰："子曰：'书不尽言，言不尽意'。"这些著名的医家，犹如璀璨的群星，照亮了中医学发展的历史道路。

粤稽往古，从火祖燧人氏点燃华夏文明之火，改变了先民的食性，到酒圣杜康发明酿酒，促进了医药的发展；从殷墟甲骨文到许慎的《说文解字》，作为中医药文化载体的汉字，其发展过程中的主要阶段得以确立和规范；从伏羲制九针、岐黄论医道，创立岐黄之学，到伊尹著《汤液》，创中医汤剂；从道圣老子尚修身养性、庄子倡导引养生，到医圣仲景论六经辨证而创经方，确立辨证论治法则，成为中医学术的核心思想和诊疗模式，中医的经典著作《黄帝内经》《伤寒杂病论》《神农本草经》等纷纷问世；从佛教于汉代传入中国，直到禅宗祖庭少林寺融禅、武、医于一体而形成的禅医文化，这一切均发生在中原大地。

寻根溯源，我们深深感到是光辉灿烂的中原文明，孕育了中华瑰宝——中医药文化。经过几千年的历史积淀，中医药文化在中原文明的沃土中生根开花、发展壮大，并从儒、道、释及华夏文明的多个领域中汲取精华和营养，逐渐在九州大地兴旺发达，一直传到五洲四海，为华夏文明增添了绚丽的色彩，为人类的健康做出了杰出的贡献。作为后人，作为中医药文化的传承者，不能忘记，这是我们的历史，这是我们的根脉。

中原古代医药名家留下的宝贵著作，积淀了数以千年的中医精华，养育了难以计数的杏林英才。实践证明，中医的成才之路，除了师承和临证以外，读书是最基本的路径。

为了保护和传承这笔宝贵的文化财富，让广大读者顺利阅读这些古籍，并进一步深入研究中原医学，我们组织了一批中医专家和从事中医文献研究的专家，整理编写了这套《中原历代中医药名家文库·典籍部分》。计划出版40余部，首批校注出版19部，随后陆续整理出版。此套丛书，均采用校注的形式，用简化字和现代标点编排，每本书前都有对该书基本内容和学术思想的介绍及校注说明，在正文中随文出校语，做注释，注文力求简明扼要，以便读者阅读。

对中医古籍的整理研究，既是对中医学术的继承，又是对中医学术的发展；既是对前人经验的总结，又是对后人运用的启示；既可丰富基础理论，又可指导临床实践。其意义深远，不可等闲视之。为了"振兴中医"和实现"中原崛起"这伟大的历史使命，我们这些生于斯、长于斯的中原中医学子，愿意尽一点绵薄之力。当然，由于水平所限，难免会出现一些缺点和错误，恳请学界同道和广大读者批评，以便我们及时修正。

此套丛书得以付梓，要诚挚感谢河南科学技术出版社的汪林中社长、李喜婷总编、马艳茹副总编等领导和医药卫生分社的同志们，是他们的远见卓识和辛勤劳作玉成了此事。承蒙著名中医文献专家、北京中医药大学钱超尘教授在百忙中为本套丛书作序，深表谢意。时值辞旧迎新之际，祝愿我们的中医事业永远兴旺发达。

许敬生

2014 年 1 月 5 日

于河南中医学院金水河畔问学斋

原书作者及书籍内容和学术价值简介

一、作者生平

刘鸿恩，字位卿，号春舫，系河南省尉氏县蓬池刘氏大家族后裔，清道光二十五年（1845 年）弱冠举进士，官陕西凤邠道、陕西布政使，署按察使。同治三年（1864 年）近五十岁时弃官研医，家居二十余年，致力攻岐黄，洞明医理，以儒理释医理。本寒、热、虚、实、阴、阳、表、里，著《医门八法》一书。后经其子校订，并由其弟子徐春元作序。

二、本书内容及其学术成就

《医门八法》共四卷，约十万余字，成书于清光绪六年（1880 年）二月，由其子校订，并由其弟子徐春元作序。全书共计 76 篇，历时二年余。刘氏儒而兼医，认为古书虽繁，但讹误颇多，自称"因与古名医意见不合而作"《医门八法》。该书以阴阳、表里、虚实、寒热为纲，称作"八法"，列述瘟疫、杂症，以及五官、妇、儿等科诸病的辨治方法。其言简意赅，论述精当，医理阐述详明，方药简而专一，文理并茂，有独到见解。提出八法以虚实为要，并对古籍中若干说法提出质疑。如提出方书将《天元玉册》《本草》《灵枢》等书误为伏羲、神农、黄帝而作，乃系托名；又指出前人误将远志、菖蒲以补心，柴胡、香附、白芍以平肝等。对瘟疫的认识，颇赞同吴又可、戴天章之论，理论上强调儒医一理。全书文辞简捷，纲目清晰。其与古人观点有所不同者，敢于执理争辩，自创新说。喜用大黄，善用乌梅，最崇乌梅四物汤，自称为"知梅学究"。

刘鸿恩的学术思想可归纳为以下几方面：

其一，倡导"八法"，尤重"虚实"。他在《<医门八法>自序》（以下简称《自序》）中说："八法者何？阴阳、表里、虚实、寒热也……此八者，病之格律也。病证虽多，不能出此范围。以此查病，病无循性，医无余蕴矣。"显然，刘氏是以"八纲"为"八法"，并以此为辨证之纲要。然八者之中，刘氏认为最能反映疾病的实质是虚与实。他说："八者虽并列，尤以虚实为重。"因为"寒热"为"虚实"之所生，"表里"是"虚实"之所处，只有"虚实"才是病机的真谛。因此他进一步强调："虚实者，病之格律也。"

其二，平肝敛肺，善用乌梅。刘氏运用乌梅，颇有独到之外，对临床多有启迪。首先，他根据肝脏的生理病理特点及乌梅的特性，将乌梅广泛应用于肝病的治疗，并取得较好的临床疗效。正缘于此，刘氏赢得了"乌梅先生"的美誉，他自己则自称为"知梅学究"。

其三，去实泻热，善用大黄。大黄为攻下实热之主药，刘氏临证运用，颇具心得。他在论治"牙痛"时指出："方书凡遇热证，但治其热，而不治其所以热，敢用黄连以清热，不敢用大黄以泻热。实不去则热旋生，是以终归糜烂。"因此他特制"大黄清胃饮"专治实热牙痛。刘氏善用大黄，还表现在他对大黄应用之谨慎。认为瘟疫初起，大黄是必忌之品，若非实证，大黄为应禁之药。

其四，论治瘟疫，推崇吴又可、戴麟郊。他在《自序》中说："自汉迄明，名医辈出，奚啻数百十人？其论证不误，立方有效者，仅有著《瘟疫论》之吴又可、著《广瘟疫论》之戴麟郊二人而已。"又说："治疫方书甚多，惟又可吴氏、麟郊戴氏，确有真见。"刘氏论述瘟疫证治六篇，大多遵从吴又可、戴麟郊之说，或在其说基础上加以发扬光大。

其五，敢于疑古，创立新说。敢于疑古是刘氏学术上的一大特点。他说他著《医门八法》的原因是"因与古名医意见不合而作"。因此在《医门八法》书中，在评论别人学术经验时，无论是古代先贤，或是当代名医，凡与其观点不同者，均提出质疑，并直抒己见。如他论治头眩，以《黄帝内经》（以下简称《内经》）"上虚则头眩"为依据，并据此对"刘河间以为风，治以风药；朱丹溪以为痰，治以痰药"提出批评。认为"此证年老身弱者多有之，治宜阴阳双补，方用六君子汤合乌梅四物汤"。在《医门八法》中，经刘氏质疑批评的古医书有《伤寒论》《保产辑要》《达生篇》等多种，尽管有些批评失之偏颇，但他这种不盲从古人、不拘泥古说的精神是难能可贵的。

三、 校注说明

此书在河南省流传甚广，在民权、睢县、通许、杞县、尉氏、扶沟、鄢陵、鲁山等县均有手抄本。为了继承发掘中医药学遗产，特整理出版以供临床所需。

在整理中以睢县抄本为蓝本，参考尉氏县等抄本，保持原书原貌，方剂、剂量一律按原著×钱×两。对原书中有明显传抄错误者加以纠正。对难字、难词加注音、注释。注录符号在原文"难词""难字"尾部右上角画一圆圈"○"，中填阿拉伯数字。原文为繁体字，一律改为规范简体字。有异体字一般直接改为正体字，少部分加以注释；通假字、古今字保持原貌，另加注释。断句改用现代标点符号。

在整理中，难免有不当之处，敬希同道指正。

校注者

2013 年 2 月

《医门八法》 序

卫生之道，医学其大端也。自黄帝、岐伯而后，著书立说者，代不乏人。然或繁颐①而难稽，或简略而未详，术士习焉，不能神明变通于其间，无惑乎施治罔效，而于世未尝有济也。吾师刘公位卿先生，留心医道，博览医书，且研究医理，虽不以医名，而实精于医焉。元以学有年，日待函文②，每于论文之余，即论医，言及方书，辄以未得善体为憾。嗣因问方求治者日不暇给，即举平生之体验，考正以定标准，遂著《医门八法》一卷。其义简而凡赅③，其论确而当；其辨证，则语焉必详；其立方，则择之维精，缕晰条分，俾阅者了如指掌。凡遇疑难等证，时医每束手无策，而按方施治，莫不药到病除，此书之有益于世者大矣。盖医之为言意也，意显则易知，易知则易从，南车④之指，自不致岐途之误，较诸《素问》《难经》深奥而罕通者，不诚益人良多哉！书成后莫不以先睹为快，争抄者，几于纸贵洛阳⑤焉。庸斋世三兄，即拟印刷多部，以应同气之求。适值筮仕⑥山右⑦，未遑及此，刻因藉差回籍⑧，欲将此书印订成帙⑨，以公同好，而偿夙愿⑩。元叨列门墙⑪，不敢妄誉，亦只质言之而历叙云尔。受业⑫徐春元⑬谨识。

【校注】

① 繁颐（yí 宜）：繁，多。颐，语助词，无义。意即多而复杂。或为"赜"之误。"赜"（zé 责），深奥。

② 函文：对前辈长者的敬称，犹言讲席。

③ 义简而凡赅（gāi 该）：赅，完备。谓简明而完备。

④ 南车：谓指南针。战国时已有用磁石磨成的指南针，用于航海、旅行和行军，称为"司南"，用以辨别方向。此喻以指导。

⑤ 纸贵洛阳：晋代左思著《三都赋》成，洛阳豪贵之家，竞相传抄，纸价因而昂贵起来。后人常用以称别人的著作流传之广。

⑥ 筮（shì 是）仕：筮，卜。仕，官。古人将出外做官，先占卦问吉凶。后称初次做官为"筮仕"。

⑦ 山右：是山西省旧时的别称。因在太行之右（西），故名"山右"。

⑧ 藉差回籍：藉，借、趁着。籍，原籍。趁着公务出差回到了老家。

⑨ 帙（zhì 质）：包书的套子。喻印刷出版。

⑩ 夙愿：夙（sù 速），平素。谓平素愿望。

⑪ 叨（dāo 刀）列门墙：叨，翻来覆去地说。门墙，指老师住所。《论语·子张》"夫子之墙高数仞，不得其门而入，不见宫室之美，百官之富"。后因称"师门"为"门墙"。这里指经常受老师的教诲。

⑫ 受业：谓以师学习。《孟子·告子下》"交（曹交）得见于邹君，可以假馆；愿留而受业于门。"旧时学生给老师的书信，常自称"受业"。

⑬ 徐春元：清代名儒医。

《医门八法》 自序

　　光绪六年，仲春之月，著《医门八法》，既终老，宜为序经纪之。夫自著书，而自作序，誉既不可，谦又不必，此序颇难著笔，然而无难也，直言之，质言①之可矣。八法者何？阴、阳、表、里、虚、实、寒、热也。八者虽并列，尤以虚实为重。实者饮食也，以气血为实则误矣。虚者气血也，气之虚，由于血之虚也，气血不分则误矣，以血虚为气虚则更误矣。寒热者，由虚实而生者也。寒可热，热不可寒。实热宜攻下，寒之则误矣；虚热宜滋补，寒之则尤误也。表里者，虚实寒热所在之处也；阴阳则合六者而兼统之，尊而不亲者也。此八者，病之格律也。病证虽多，不能出此范围。以此查病，病无遁情，医无余蕴矣。至切近，至显明，文人学士，可以一目了然，即童稚②妇女，略为讲说，亦可了然者也。予素不习医而善病，病则谋之于医，医不效，则谋之于书，书又不效，或自为方而愈，可迁延敷衍，待病势衰而自愈。窃谓有病则心乱，检书查方，仓卒不及致详，是以不效。因于无病时，取医书加以评骘③，且汇各种医书，互相考证，乃知千古名臣，殚精竭虑，著书立说，皆以其昏昏，使人昭昭者也。自汉迄明，名医辈出，奚啻④数十百人，其论证不误，立方有效者，仅有著《瘟疫论》之吴又可，著《广瘟疫论》之戴麟郊二人而已，可胜叹哉！且夫臣非小道也，非术士之事而儒生之事也。庾黔娄⑤每夕稽颡⑥，第五伦⑦竟夕不眠。儒生不知医，儒书中无医书，诚为千古缺典，千古憾事。予儒生，非医士也，每于谈文之下兼谈医，即以谈文之法谈医。举一证以为题，每题作论一篇。振笔直书，毫无忌讳，二年之久，共成若干篇，非欲公之于人，传之于后也，特以自备不时之需耳。是以言多憨拙，亦不改删焉。庚辰上巳日⑧自序。

【校注】

① 质言：老老实实地说。

② 童稚：小孩。

③ 评骘（zhì 至）：评论高低。

④ 奚啻（chì 斥）：何止。

⑤ 庾黔娄：梁代新野人，字子贞。徙居江陵，少好学，多所讲诵。仕齐，为编令，有异绩，徙孱陵令。性至孝，父庾易死，弃官归居丧。后除蜀郡太守，入梁累迁至散骑常侍。

⑥ 稽颡（qǐsāng 启桑）：古时一种拜礼，屈膝下拜，以额触地。父死百日以内叫"泣血"，百日以外叫"稽颡"。

⑦ 第五伦：东汉长陵人，字伯鱼，峭直无私，建武中居孝廉，拜会稽太守，以清节著。章帝时擢为司空。或问伦有私乎？伦曰："兄子尝病，一夕十往，退而安寝，吾子有病，虽不省视，而经夕不眠，不可谓无私"。

⑧ 上巳日：古时以阴历三月上旬巳日为"上巳日"。

《医门八法》 凡例

——斯编以阴阳、表里、虚实、寒热为格律。各篇之中，有兼见者，有单见者，篇首先为提明，篇中逐段剔醒，篇末各列方剂，期于一目了然。

——斯编分为四卷，卷一总论至瘟疫说难解嘲，共十四篇。卷二疟疾至外感风寒，共二十一篇。卷三头痛至疮证，共二十四篇。卷四妇科、儿科共十七篇。篇篇相联，各有次第，不可参错，以致陵乱。

——斯编因与古名医意见不合而作，而所用之药，仍系方书常用之品。药者，兵也，医者，将也，兵犹是兵，视将之调遣为转移，岂必别募新兵，始能成军哉。至于方剂亦不另立名目，盖仍其乳名，则便于呼唤也。误者削之，缺者增之，名曰加减某某汤，已足以示区别矣。

——斯编所辩论者，不下数十证，所常用者，不过三、五方，乃用之皆效，且非此不效，不可移易，亦不厌雷同。彼随证立方者，皆舍病治证者也。证无穷，故方亦无穷，病有定，故方亦有定。多少之分在此，效不效之分亦在此。

——斯编既成，问方于予者颇多，类皆病势垂危，医士弃而不治之证也。予以前数方治之，皆获幸免。不惟未诊病者之脉，亦未见病者之面，不过略略问询而已。病证即在目前，千古名医，皆索诸冥冥者也。

—某证是实，某证是虚，某证宜某方，不过数语可了。此编必援千古名医，反覆推论，形同攻讦，势若仇雠者，诚以不正古方之误，不能解后人之惑也。邹峄①之于杨墨②，潮州③之于佛老④，岂得已哉。然赖友人规戒，措词犹多含蓄矣。

—医非小道也，医书非空谈也，非术士所得专美，而儒生所当分谤者也。与子言孝，如何是孝? 与父言慈，如何是慈? 斯编与子言孝、与父言慈之书也。危时可以救急，平时不可视以为缓。

—予非留心医道，予盖究心医理。医道在医书中，医理在儒书中。即医书以求医道，医道愈晦；医理在儒书中，即儒书以推医理，医理自明。此编盖本儒书为医书者，作医书观也、可，作儒书观也、亦可。

【校注】

① 邹峄（yì 易）：即邹峄山，又名邹山，在山东邹县东南。秦始皇二十八年（前219年）登此山刻石望尘莫及秦德，传为李斯所书。这里说的邹峄比喻孔孟。

② 杨墨："杨"指杨子，姓朱，战国时哲学家，魏国人。主张"贵生""重己""全性葆真不以物累形"。反对墨子的兼爱和儒家的伦理思想。"墨"指墨子，名翟，春秋战国时期宋国人。主张"兼相爱，交相利""摩顶放踵，利天下为之"。反对儒家的"爱有差等"和杨朱的自私。

③ 潮州：地名，治所在海阳（今广东潮安）。这里所说的潮州，是指韩愈。韩愈，唐代文学家、哲学家，字退之，河南河阳（今河南省孟州南）人。自谓郡望昌黎，世称韩昌黎。贞元进士，曾任监察御史、国子博士、邢部侍郎、吏部侍郎等职。因谏阻宪宗迎佛骨，贬为潮州刺史。政治上反对藩镇割据；思想上尊儒排佛。其散文在继承先秦、两汉的基础上，加以创新和发展，气势雄健，被列为唐宋八大家之首，世称韩文公。这里指韩愈批评佛老。

④ 佛老：佛指佛教。老指老聃。老聃姓李，名耳，字伯阳。楚国苦县
（今河南省鹿邑县东）厉乡曲仁里人。做过周朝"守藏室之史"。春秋时
期思想家。主张"知足""寡欲""绝圣弃智""无为而治"。此指道教。

目　录

卷

一

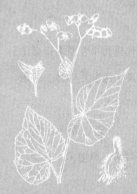

阴　阳

阴阳之理，莫精于周子《太极图说》①。 其在人身，则可以两言概之：曰血、曰气。 血阴而气阳也，阴阳不和，则气血不调而病生焉。 其证有六：曰表证、曰里证、曰虚证、曰实证、曰寒证、曰热证。 表与实、与热，阳之属也；里与虚、与寒，阴之属也。 证有阴阳，故脉亦有阴阳，浮与数阳脉也；沉与迟阴脉也。 药亦有阴阳，入气分者阳性药②也；入血分者阴性药③也。 阴阳为医道之纲领，此阴阳之大概也。 然阴中有阳，阳中有阴，阴证有阳脉，阳证有阴脉。 用药之道，有取其专走阳分者，若杂从阴分药，则其功缓；有取其专走阴分者，若杂以阳分药，则其力分；有阴阳并用者，取其以阴济阳，以阳帅阴，阴阳相助而其用愈神。 医之道通于《易》④，惜予学《易》之道太浅耳。

【校注】

① 周子《太极图说》：周子指周敦颐（1017—1073），宋代道州（今湖南道县）人，字茂叔，谥元公，世称濂溪先生，著《太极图说》及《通书》40篇，采用道家学说，以太极为理，阴阳五行为气，对宋时理学影响很大。

② 阳性药：指温热、清轻走上的药物，如桂枝、生姜、细辛、紫苏、薄荷之类。

③ 阴性药：指寒凉、重浊走下的药物，如大黄、芒硝、生地黄、熟地黄、玄参、黄柏之类。

④《易》：指《易经》。

【按语】

　　阴阳代表着事物相互对立又相互联系的两个方面，而不局限于某一特定事物。它是相互对立、相互依存、相互消长、相互转化的。由于阴阳两方面的运动变化，构成了一切事物，从而推动着事物的发展变化。阴阳双方是不能分离的，阴中有阳，阳中有阴，阴阳中又有阴阳，如果失去一方，对方就失去了依存的条件，事物就趋于灭亡。因此，事物的这种互为对立、互为联系的现象，在自然界里是无穷无尽的，但都可以用阴阳来概括说明。它们的对立，代表着互为制约、斗争；它们的互为依存，代表着互为资助、协调。

　　阴阳是我国古代两点论的哲学思想，含有朴素的辩证观点。祖国医学把这种朴素的辩证思想与医学实践结合起来，运用到解剖、生理、病理、诊断、防治、药物等方面来，逐步形成了中医的阴阳学说。

表　里

　　表者，肢体也；里者，脏腑也。表证者，证在肢体也；里证者，证在脏腑也。症与病有辨，症者，病之标也；病者症之本也。因症可以知病，不可舍病而治症。试以时疫一端言之，憎寒发热，头痛牙痛，皆表证也。邪热分布，乃病也。治宜解表以清热。烦躁胀满、谵语昏沉皆里证也。邪热内蕴，乃病也，治宜攻里以泻热。证在表，病亦在表，不可舍表而治里。若贼在四裔①，而剿戮②于国中，是谓诛杀无辜，病势将乘虚而内陷。证在里，病亦在里，不可舍里而治表。若贼已入室，而徘徊于境外，是谓坐失机宜，病势将郁蒸而内腐。更有证在表，而病实在里者，则所轻在表，所重在里。 时疫暨③诸实证皆然，其他虚证，何独不然？ 表里者，病之部位也。 知病之所在，则知药之所施矣。

──────────

【校注】

① 四裔：四方边远地方。

② 剿戮（jiǎolù 缴路）：讨伐，消灭，追杀。

③ 暨（jì 既）：与，及，和。

虚　实

虚实者何?《中庸》之所谓："过不及也。"治之之法，在于损有余补不足而已。 然使认贼作子，认子作贼，则虚虚实实之弊生焉。 是不可以不察也。 在脉有力为实；无力为虚。 浮而无力为血虚；沉而无力为气虚。 迟而无力为阳虚；数而无力为阴虚。表邪实者，浮而有力；里邪实者，沉而有力；寒邪实者，迟而有力；热邪实者，数而有力。 方书谓肾无实证。 予谓，心亦无实证。 目中不容沙，齿际不容芥。 心而有实，实者何物？ 即云有热，亦系外来之热。 如时疫邪热传入心经，则谵语昏沉是矣。用硝黄①以泻邪热，方为釜底抽薪；用犀黄②以清心热，不过滚锅点水③。 缘此热本非心经之热也。 心之所有者，气与血而已。心血亏者有之，心气不足者有之，无实证也。 肝亦无实证，肝之盛血，如笔之含墨，墨少则毫岔，血少则肝张。 岔而拔之，愈拔愈岔；张而平之，愈平愈张，此损所不当损也。 方书谓诸病多生于肝，肝为五脏之贼，如人中之小人，故五脏之中，惟肝最难调理。诚为三折肱④之论。然只言其难，而不言其调理之法，后人每遇血少肝燥诸证，无所适从。诊其肝脉洪大，辄视为有余之证，每用柴胡青皮以平肝。不思肝血不能有余，肝脉之大，特由肝血之燥。虚证也，非实证也。燥而平之，正系虚虚，适以甚其燥耳。肝主怒，肝燥则不安其常，而肆行克制。肝属木，脾土正其所克，是以先受其伤，于是乎不能消食，而为泻痢；不能消水，而为癃闭。方书于此等证，大率为之健脾，倒悬方急，而不速为解之，虽参、术并进，适重其困耳，泻何能止？且为之利水，阴血不足，正系水亏，更服苍、猪、苓、泽，直系竭泽之计，闭何能通？有谓肝木不以敛为泻，以散为补者，辄用郁金、香附以开郁，其失更甚，若果能救其失，则菲薄方书之嫌，保可重避也。先儒谓良医之功，同于良相，庸臣误国，不啻庸医杀人，间尝取其义而绎之。脾土本能融水谷之精、以生气血，犹农民自能耕田纳课，以供国用也。特为肝木所克，脾土失职，水谷入腹，停而不化，是以诸病丛生，犹农民为胥吏⑤所虐，垂头屏息，不暇谋生，穷蹙衰颓⑥，上下俱困也。其道在于敛肝，肝敛则脾舒，融水谷以化气血，有自然而然也。犹大吏能禁暴，农民自乐生，出作入息，倏为太平景象也。方书所载白芍甘草汤，原系此意。然力量微弱，不甚见功。数十年来，凡遇阴虚血少、肝燥克脾之证，谓宜用归地以滋阴，方合虚者实之之义。无奈其虚不受补，更加胀满。因思肝木正在恣肆，施之以补，直不啻助桀为虐。惟有敛之之法，可以戢⑦其鸱张⑧，待其就我范围，然后渐施补剂，可惜无此药品耳。思之既久，忽得乌梅，用以敛肝，应手辄效，推而广之，凡系肝经病证，用之皆效，因名之曰独梅汤。此诚肝木脾土之救星，而予亦可为乌梅之知己也。老学究千虑一得，即自号为知梅学究以自誉。并著此肝无实证之说。肝木有知，亦当许予为知己也。肺亦无实证。脾之实证，其责在胃。吾因而断之曰，五脏皆无实证。惟六腑之胃，乃实证之所聚也。至于小肠、大肠、膀胱，不过间有实证耳。

【校注】

① 硝黄：指芒硝、大黄。

② 犀黄：指犀牛角、地黄。

③ 滚锅点水：全句为轻着之意，并不触及深层本质。

④ 三折肱：《左传·定公十三年》："三折肱，知为良医。"谓屡折其臂，能参改其方之优劣，比喻阅历多，经验丰富的人。

⑤ 胥吏：旧时在官府中办理文书的小官。

⑥ 穷蹙（cù 促）衰颓：穷蹙，因贫穷而困窘；衰颓，即衰弱颓废。

⑦ 戢（jí 及）：收敛、收藏。

⑧ 鸱（chī 吃）张：凶恶、嚣张。

【按语】

刘氏强调"五脏皆无实证"未免有过于偏激之嫌。有人说："肝有实无虚。"刘氏云"肝无实证"。虚实是辨别人体的正气强弱和病邪盛衰的两个纲领。以人体与病邪来说，一般是新病多实，久病多虚；体壮邪盛多实，体弱邪衰多虚。虚实之因有先天和后天之分，先天者多禀赋不足；后天者多触犯六淫、将养失调。有因虚而致实，有因实而致虚，有因外袭，有因内生，有虚实夹杂互参，或有大实而有羸象者，怎能以虚而概五脏呢？

根据正气强弱、邪气盛衰之不同，五脏不是"皆实证"，也不是"肝有实无虚"或纯虚无实。心气虚、心血虚、心阴虚、心阳虚乃心之虚证；心火亢盛、心血瘀阻、痰火扰心、痰迷心窍乃心之实证。阴虚阳亢、肝风内动乃肝之虚证；大怒气厥、肝胆湿热、肝火上炎乃肝之实证。实践证明，不是"五脏皆无实证"而是五脏虚实证均有。

寒 热

寒自寒，热自热。本不难辨，寒热合一则难辨，是宜分以辨之。寒有三：有实寒，有虚寒。实寒自外至，如风雪所感，生冷所伤是也，有余之证也，治宜攻散。虚寒由内生，如久病所积，大欲所损是也，不足之证也，治宜温补。要之皆真寒也，真寒之补外，更有假寒，假寒者，大热证也。时疫中多有之。时疫初起，阳气为疫邪所郁，不能宣通，以致四肢厥逆，有凉过膝肘，必欲拥被向火者，一半日即见热证，此假寒之易知者也。时疫传里之后，应下失下，以致热深而厥亦深，周身俱现冷证，甚有爪甲俱青者，此正所谓假寒也。时疫原系热证，邪热传里，非下不可。然热入太深，正恐下后厥回，至于亡阴耳，吴氏黄龙汤可借用。假寒之证少，真寒之证多。真寒者，自可正治其寒。然实寒能变而为实热；虚寒能转而为虚热，是又不可不察也。热有三：有实热，实为本，热为标，治宜泻其实，此承气汤所由设也；有假热，热为标，寒为本，治宜暖其寒，此理阴煎、回阳饮所由设也。假热之外，更有虚热，热为标，虚为本，虽虚而不可补，热不受补也；虽热而不可寒，虚不任寒也。此其病由于阴亏血少，其责在肝。肝藏血，血少则肝燥，肝燥则热生，治宜滋阴以养血，惟四物汤去川芎为宜；当归不用全而用身，防其破血也；土炒虞①其滑肠也；地黄不用熟而用生，恐其助热也；白芍用醋炒，取其入肝也。尤以重用乌梅肉，因名之曰乌梅四物汤。盖乌梅最能补肝，且能敛肝，用于阴分药中，功效甚大。凡虚不受补之证，用之尤宜。当真阴失守，虚火上炎之时，须用纯阴至静之剂，万不可杂以气分药以挠其权。迫至热退，则为纯虚，法当峻补，仅用纯阴之品，又苦地道无成，必须气分药以为之帅，然惟党参可用耳。合而言之，寒有三：实寒、虚寒、假寒。热亦有三：实热者泻其实；假热者暖其寒；虚热者滋阴退热，而兼补其虚，治热之法，于是乎始备。

【校注】

①虞（yú 鱼）：忧虑，担心。

浮沉迟数

浮脉者，举之有余，按之不足。浮为阳脉，凡洪、大、芤、革之属，皆其类也。沉脉者，轻手不见，重取乃得。沉为阴脉，凡细小隐伏之属，皆其类也。迟脉者，不及四至者皆是，凡代、缓、结、涩之属，皆其类也，乃阴盛阳亏之候。数脉者，五至以上者皆是。凡急、疾、紧、促之属，皆其类也。数脉有阴有阳，方书之所谓脉诀者，率①不外是。予谓诊脉辨证，宜先辨虚实，脉之有力者，实证也；脉之无力者，虚证也。有力无力，可以着手而得。能即脉之有力、无力，以审证之是虚、是实，业已思过半矣。次辨其浮、沉、迟、数。浮为表，沉为里，迟为寒，数为热。其有力者皆实也。若其无力，则浮为血虚，沉为气虚，迟为阳虚，数为阴虚。证虚而脉无力，虚之至矣，用药大宜谨慎。然脉证相符，犹佳兆也。夫一脉常兼数证，一证常见数脉，据脉定证，乃术士欺人之语。欲消息②阴、阳、表、里、虚、实、寒、热之间，则望、闻、问、切，更须兼施也。

卷
一

【校注】

① 率（shuài 帅）：大概，大略。

② 消息：此指熟练自如地行动。

望闻问切

望以察其精神，而形色次之。闻以察其气息，而声音次之。即二者以由表测里，已可知虚、实、寒、热之大概矣。而所重尤在于问，问其致病之由；问其服过之方；问其所禀①之强弱；问其患病之久暂；问其舌苔之有无；问其大便之溏结；问其所喜，喜按者虚，拒按者实，喜暖者寒，恶暖者热；问其饮食，得食病减者虚，食后增重者实；渴而不饮者寒，大渴引饮者热；若系童年婴孩，须问其曾否出痘；若系有夫之妇，须问其曾否有身，此尤人之所易忽，而不可不问者也。迨至服药之后，欲知其病之减与不减，先问其寝之安与不安。问不在多，在于中肯，既已详问，宜切其脉之符与不符。既已服药，复切其脉之变与不变。望、闻、问、切向导也，侦探也。至于参治，仍须自有主张②耳。

【校注】

①所禀：身体禀赋，身体素质。

② 主张：主意，办法。

方书之误

　　方书内称《天元》《玉册》①。《本草》《灵枢》《素问》三经，为伏羲、神农、轩辕黄帝与臣岐伯所作。然察其文义，与唐虞《典谟》②迥不相同。黄帝呼岐伯为夫子，《典谟》中亦无此称谓。程子谓：阴阳医方，系称黄帝之说，信不诬也。顾其为书，多有可取，是以流传不朽，特故示神奇，非圣贤中庸之旨，故岐误者多。历代名医，动称岐黄，后黄先岐，已属不求甚解。且习医一生，而不知所读之书，乃假托之书，术士识解，固宜然也。后汉张机，术士尊为医中之圣，曾著《伤寒论》，主桂枝麻黄诸汤，其说则晦，注解仍不能明；其方则误，服之恒不见效。如《伤寒论》首称："太阳中风，阳浮而阴弱，阳浮者热自发，阴弱者汗自出，啬啬恶寒，淅淅恶风，翕翕发热，鼻鸣干呕者，桂枝汤主之。"又云："太阳病初服桂枝汤，反烦不解，先刺风池、风府，却与桂枝汤则愈。"又云："病六七日手足三部脉皆至，大烦、口噤不能言，其人躁扰者，必欲解也。"既服桂枝汤矣，何以反烦不解？六七日尚大烦口噤，则其药之不效可知矣。且不惟不效已也，伤寒所伤者寒，所病者热，是以啬啬恶寒，翕翕发热，此热非虚热，亦非假热。虽非在里之热，已俨然在表之热，热证而以热药，有不大烦口噤骚扰者乎？故吾谓方书之误，自张仲景始。

【校注】

① 《天元》《玉册》：古代珍藏的秘籍。

② 《典谟》：指《尚书》中的《尧典》《大禹谟》等书。

【按语】

　　张仲景所著《伤寒论》，计397法，113方，其最大功绩是为后世医学奠定了六经辨证和脏腑辨证论治的基石。

　　关于太阳中风证用桂枝汤，解肌祛风，调和营卫的治法，是正确的。而服桂枝汤后本应微汗而解，但未解而反烦，说明邪气较重，经气郁滞，张仲景及时指出："先刺风池、风府"以疏通经络而泄邪，再与桂枝汤调和营卫而可愈。至于"病六七日，手足三部脉皆至，大烦、口噤……"，仲景已预知为"欲解"之证，仲景并未谈及服桂枝汤后仍有大烦等。刘氏据此以斥"方书之误，自张仲景始"，实乃"登堂而未入室"之谈。

方药之误

　　方书谓："高者抑之，下者举之""损者益之，散者收之"是矣。乃治头痛者，用川芎，用升麻，意在引药上行也，不知直引邪热上升矣，此岂"高者抑之"之义乎？治疝气者，用沉香；治脚气者，用牛膝，意在引药下降也，实则直引湿热下注矣，此岂"下者举之"之义乎？谓远志、菖蒲可以补心，殊不知远志辛散；菖蒲香窜，能开心窍，实损心气。心血亏者服之，必至虚烦不寐矣。此岂"损者益之"之义乎？谓柴胡、香附可以平肝，殊不知肝经病证，皆因血之不足，断非血之有余，施以表散克伐，则肝血愈亏，肝势愈张，肝脉愈大矣，此岂"散者收之"之义乎？他如白芍味酸性敛，最能滋阴补血，故血亏肝燥之人，用之甚效。乃众口一词，谓其平肝。病虽愈而不知其所以愈；药虽灵而不知其所以灵，白芍之含冤久矣。熟地纯阴至静，最能滋阴降火，故阴血亏损，虚火上炎等证，用之甚效。乃蒸熟地时，浸之以酒，味之甘者，变而为酸矣；性之静者，变而为燥矣。用熟地时，炒之以砂仁，熟地以味胜，阴分药也；砂仁以气胜，阳分药也，合之则两伤。阴不阴，阳不阳，杂糅瞀乱，诸长皆失，熟地之遭灾甚矣。当归身能补血，尾能破血，人知之而合用之，取其补乎？取其破乎？生用则滑肠；炒用则止泻。生用煎汁澄清，功效甚微；炒用煎汁浓厚，力量甚大，必一两、八钱乃可见功。人不知而生用之、少用之，君臣乎？佐使乎？且与川芎并用之，监制乎？挠败乎？百补能敌一破乎？当归虽见用，实困阨①而未展所长矣。若夫肉桂、附子纯阳大热，非可尝试，乃援引火归原之说，虚热、假热，茫然不分，桂心、附片，率意妄投。若系假热，用桂、附以暖寒，诚为相宜；若系虚热，用桂、附以引火，未见火之归原，先见火之燎原矣。方药之误，莫此为甚。

【校注】

①困阨（è鄂）：困阻。阨，"厄"的异体字。

瘟 疫

瘟疫，热证也，实证也。有表、有里。初见证时，为憎寒，为发热，为头痛，为身痛，舌苔白，其证在表。一二日即传变，为烦躁，为胀满，为发渴，为谵语，舌苔黄，其证在里。在表时宜清解，吴氏三消饮去大黄，甚为相宜。以槟榔、厚朴能驱邪；知母、黄芩能清热；柴胡、羌活能解表也。必去大黄者，以①邪热在表，散而未聚，只宜清解，不宜攻下也。服此药必自汗，寒热疼痛诸症必渐减。纵有里证，亦必轻微，此邪热在表之治法也。传里后宜攻下，吴氏三消饮重用大黄甚为相宜。三消饮者，消表、消里、消半表半里也。重用大黄者，以邪热传里，尽聚于胃，舌生黄苔，确有证据，乘其聚而歼旃②，机宜万不可失也。服三消饮后必洞下③七八次，邪热方有所出。必烦躁尽除，胀满尽消，舌苔刮去，即不复见，方为病愈，此瘟疫传里之治法也。当瘟疫见证之初，气血尚未大损，按方施治，一清一下，即可奏痊。设病势较重，舌苔刮去复生，胸胁依然拒按，亦不过再服一剂，再下数次，即全④愈矣。窃叹病瘟之人甚多，知瘟之医甚少。见病者之憎寒也，遂认为寒证，投以麻黄、桂枝，不知证则寒，而病则热也。见病者之欸弱也，遂认为虚证，投以参、茸、芪、术，不知人则虚，而证则实也。热者而更热之；实者而更实之，误人性命，在在皆然。间有知瘟之为热为实者，又瑟缩畏葸⑤，不敢攻下。当邪热熏蒸，煎肠灼肺之时，予以大黄些须，更无佐使以助之，虽用大黄与不用等耳。急证而授以缓剂；重证而授以轻剂，误人性命，亦在在皆然。岂知邪热传里，热势沸腾，非大黄之寒，不能泻其热，非大黄之悍，不能攻其实，必大剂以重其权，更有槟榔、厚朴以助其势，方能胜此重任也。大黄名为将军，当用始用，用之者勿同儿戏，免致药不胜病，斯为善用。用药如用兵，兵危道也，岂可易言。况于瘟疫而用攻下，尤危之危者乎！然瘟疫传里，非下不愈，故于下三致意⑥焉。但愿瘟疫不作，所列之方，可以不用，诚为幸事。即不然一清一下，病即全④愈，以后诸方，可以不用，亦不幸中之幸也。

◉吴氏三消饮

槟榔（三钱）　厚朴（生，捣，二钱）　知母（三钱）　黄芩（生，三钱）　白芍（生，二钱）　羌活（三钱）　葛根（三

钱）　柴胡（二钱）　草果仁（炒，研，二钱）　川大黄（酒浸，生用，五钱或七钱）　甘草（二钱）

姜（三片）、枣（二枚）为引。

歌曰：（此歌曾见瘟疫论录之，取其易记耳）

槟榔厚朴甘草果，知母黄芩与白芍。
邪溢少阳加柴胡，邪溢太阳加羌活，
邪溢阳明加葛根，三阳加法休错讹。
舌苔渐黄加大黄，三消饮之取效多。

又歌曰：三阴三阳，医书中之隐语也，说破大吉。
何为手三阳？　三焦肠与肠。　太阳小肠，少阳三焦，阳明大肠。
何为手三阴？　肺金心与心。　太阴肺，少阴心，厥阴心包。
何为足三阳？　膀胱胆与胃。　太阳膀胱，少阳胆，阳明胃。
何为足三阴？　脾肾肝相继。　太阴脾，少阴肾，厥阴肝。

【校注】

① 以：因，因为。

② 歼殄（zhān 毡）：消灭。

③ 洞下：水泻如从洞中出，形容泻卜之峻。

④ 全：同"痊"。

⑤ 瑟缩畏葸（xǐ 喜）：畏首畏尾，退缩不前。瑟缩即收敛，哆嗦发抖。畏葸即畏惧、害怕。

⑥ 三致意：再三嘱托。

瘟疫失下诸证

瘟疫传里，舌生黄苔，热聚于胃，正好攻下。 若应下不下，是为失下。 邪热充溢，五脏、六腑皆受其病。 以脏腑之强弱分先后，方书①谓一日传一经，挨定次序，六日一周者妄也。 特传于某经，必见某经之证耳。 传于肺经则咳嗽；传于心经则昏沉。应下失下，邪传心经，证见昏沉。 热入至深，急下症也。 治宜达原饮合小承气汤，加犀角、黄连。 体壮热甚者，须加芒硝；气体单弱，须加党参、当归，即所谓黄龙汤也。 病势至此，甚为危险，若单用硝黄②以泻邪热，虽能釜底抽薪，犹恐缓不济急，仍归糜烂，必兼用犀黄③以清心热。 滚锅点水，始可立止沸腾；加以参、归④恐其泻后亡阴也，惟老人、虚人宜之；少壮者可以不必。服药后，洞下五六次，邪热退，即清醒，此邪热蒸心，证见昏沉之治法也。 若夫应下失下，邪热充盛，溢于肌肤，则为斑疹。治宜吴氏举斑汤和小承气汤；大黄只用三钱，缘发斑发疹，瘟邪分泻。 内热转轻，可以不用大剂，且恐邪热内陷，斑疹骤回，故用山甲以透之；当归以托之。 然斑疹为标，邪热为本，必内热全清，方为病愈也。 此邪热外溢，证见斑疹之治法也。 若夫应下失下，邪热上冲，直攻咽喉，则为咽喉肿痛。治宜普济消毒饮合小承气汤。 大黄至少须用五钱，但得洞下一次，喉痛即减，必洞下七八次，喉肿乃消；用药稍缓，则咽喉肿闭，药不下咽矣。 若单用普济消毒饮而不用大黄，釜底之烈焰方炽，釜中之汤液将尽。 止于釜中点水，而不于釜底抽薪，尚能迁延几时乎？ 咽喉为要害处，咽喉肿痛为致命伤，此刑名家所谓要害一伤，奇重者也。然治之有法，立可回生，慎勿张皇失措。问遇咽喉肿闭，汤药不入者，令病人坐立，两手下垂，使其血向下注，更为极力推赶，自项历肩，越时至腕，连漉数十次，两臂觉麻，即是疬气恶血，渐已流动，喉闭略开，药能入腹矣。急与前药一二匙，更用带子将两手腕扎住，不令恶血走散，用针刺少商穴及各指近甲薄肉正中处，捻出恶血，将前药陆续服尽，半日之中，能下五六次。舌苔已刮去者，次日视之，苔不复生，则是邪热退，药可暂止。若舌苔有生，可知余热尚在，须照前方，再进一剂，邪热退尽，方为全愈。病证全愈之后，须服清燥养荣汤数剂，缘病证太深，邪热之耗血太甚也。此邪热上冲，咽喉肿痛之治法也。若夫应下失下，邪热内蕴，有见为结胸证者，其证胸胁满痛，坚硬拒按，虽用芒硝、大黄，往往推荡不动，是宜内外兼治。内服大承气汤，少加党参以助气；重用当归以生津；外用景岳罨熨⑤之法以流通气血，兼助药力之不及，必得洞下。胸胁之坚结始开，必舌苔退净，邪热之郁阂⑥方尽也。若夫应下失下，热深厥深，有见为身冷证者。瘟疫本系热证，热入至深，反见寒证，必欲拥被向火，四肢厥逆，甚有周身皆冷者，误为真寒，投以桂附，祸不旋踵⑦，固不待言。即据舌苔之黄厚，知其实热之有凭。予以大承气汤，即恐其大下亡阴，病虽愈而命不保耳。吴氏黄龙汤可借用；景岳罨熨法可借用。此等证尚不甚多，瘟疫传里日久，间或有之。至若瘟疫初起，阳气为阴邪所郁，憎寒之证，亦有类此者。然其证在表，舌苔必不黄，予以吴氏达原饮，顷刻厥回，仍见热证，则易于施治矣。治疫方书甚多，惟又可吴氏，麟郊戴氏，确有真见。所云："瘟疫初起，用药最要清楚，此处头绪不差，日后传变救援亦易。"又云"舌无苔则胃无物，可清润不可攻下"，诚至论也。其余方书，语多朦混，如谓"伤寒下不厌迟，瘟疫下不厌早"，何者为早？何者为迟？漫无界限，即系毫无把握，犹疑两可之说，苏模棱⑧之惯技也。误国误人，厥罪惟均。予谓下者，下其里之实也，里证昭然则当下。下与不下，不可以时之迟早为断，而以病之表里为断，至察验舌苔，尤为足据耳。
瘟疫失下，见证最多，此特举其大者言之。

●吴氏达原饮

槟榔（三钱）　川朴（捣碎，一钱）　黄芩（生，三钱）
白芍（生，二钱）　知母（二钱）　草果仁（炒，研，二钱）
甘草（二钱）

●小承气汤加犀角黄连

枳实（三钱）　黄连（捣，一钱）　犀角（磨汁，冲）　川
朴（捣碎，二钱）　川大黄（生，五钱）
水煎服或加芒硝（二钱）。

●黄龙汤

芒硝（二钱）　川朴（捣碎，二钱）　枳实（炒，二钱）
党参（三钱）　当归（生，五钱）　生大黄（三钱）　甘草（一
钱）
生姜（二片）、大枣（一枚）为引。

●吴氏举斑汤合小承气汤

当归（三钱）　白芍（生，二钱）　升麻（五分）　白芷
（一钱）　柴胡（二钱）　山甲（炙，研，三钱）　川朴（二
钱）　枳实（二钱）　川大黄（酒浸，生，三钱）
生姜（三片）为引。

●普济消毒饮合小承气汤

黄芩（三钱）　黄连（捣，生，二钱）　元参（三钱）　甘
草（二钱）　桔梗（三钱）　柴胡（一钱）　连翘（去心，三

钱） 牛子（炒，研，三钱） 马勃（三钱） 僵蚕（捣，二钱） 枳实（炒，三钱） 川朴（捣，二钱） 薄荷叶（三钱） 板蓝根（三钱） 川大黄（酒浸，生用，五钱或七钱）

◉景岳罨熨法

葱白（四两） 生姜（四两） 生萝卜（八两）

共捣炒热，用布一块分包，罨胀疼处，轮换熨之，或加香附末（四两）。

【校注】

① 方书：此指汉代张仲景所著《伤寒论》。

② 硝黄：指芒硝、大黄。

③ 犀黄：指犀角、地黄。

④ 参、归：指人参、当归。

⑤ 罨（yǎn 眼）熨：罨，覆盖，掩盖。用棉布或毛巾覆盖，然后喷以药液，再加以熨烫。

⑥ 阏（yān 淹）：阻塞不通。

⑦ 旋踵：形容时间短暂。

⑧ 苏模棱："苏"指苏味道。"模棱"不明确表示可否。《新唐书·苏味道传》："苏味道初拜相，依违无所发明，具位而已。常谓人曰：'决事不欲明白，误则有悔，模棱持两端可也'。世号为模棱手，或模棱宰相。"

瘟疫当下诸证

里证昭然则当下。里证者何？曰烦躁；曰多言；曰谵语；

曰多睡；曰善忘；曰发狂；曰昏沉；曰循衣摸床，撮空理线；曰头胀痛；曰胸胀痛；曰胁胀痛；曰腹胀痛；曰小腹胀痛；曰大小便闭；曰小便赤；曰大便黑；曰胁热不利，热结旁流；曰舌苔黄黑，燥裂芒刺；曰舌强硬；曰舌卷短；曰咽干；曰咽喉肿痛；曰口苦；曰口甘；曰耳聋；曰鼻如烟孔，鼻孔扇张；曰呕；曰咳；曰渴；曰呃逆。皆里证也；皆热也；皆实也。瘟疫传里后，略其二、三端，即当下者也。然热必有所附丽①，或附丽于食，或附丽于水，或附丽于痰，或附丽于血。凡胸腹胀痛，按之坚硬成块者食也；凡胸腹胀痛按之则软，揉之漉漉有声者水也。邪热之所附丽，惟食与水，二者居多。吴氏三消饮，可以治疫；可以治食与水，用之最宜。如邪热附丽于痰，虽无形声可验，然必携痰上拥，壅塞隧道，为耳聋；为舌本强硬。服三消饮如不效，宜服蒌贝养荣汤合小承气汤。以蒌贝为主，枳实、大黄为佐之，泻下痰涎，即为对证。若有蓄血，为邪热所附丽，必善忘，大、小便黑，胸腹、四肢有痛不可按而濡者是。服三消饮如不效，宜服归芍汤合小承气汤，加红花、桃仁。以当归为主，枳实、大黄佐之，泻下黑粪，即为对证。食与水、与痰、与血，邪热之巢穴也。然邪热初传里时，附丽于食、于水者其常，服三消饮一二剂，下之即愈。若痰与血，乃热为实热，非清所能解，亦非汗所能解。贼已占踞地方，必须扫穴擒渠②，方能底定③。若徒事招抚，势必旋抚旋叛。畏硝黄而专用知、芩，实热在中，岂一清所能了事乎？不得已而议汗，用张仲景之麻黄、桂枝，虽汗之而不汗，以火上添柴，燥枯更甚也。用刘松峰④之元霜素雪，一汗之而即汗。以浮萍凉散，更有滋阴药以润之也。疫在表时，用之尚可，若待传里之后，实热在中，又岂一汗所能了事乎？即使暂见减轻，而邪退结存，亦必旋愈旋复，此陶士行⑤所谓遵养时贼；熊文灿⑥之招抚流寇也。岂无不服一药，因自汗、战汗而愈者！然饮食渐进，津液渐生，必下硬之物，如牛黄、狗宝然，岂非热之所结，应下失下，终必下而后愈乎？清、汗、下为治疫三法，而下为尤重。吴氏三消饮，清、汗、下三法备焉，故三消饮为治疫主剂。知母、黄芩能清者也；柴胡、羌活、葛根能汗者也；川朴、槟榔、大黄能下者也。初用三消饮，必去大黄者，以舌苔未黄，邪热散布于表，无可下也。继用三消饮，必重用大黄者，以舌苔已黄，邪热已聚于里，正可下也。用之适当其可，洞下数次，则舌苔退，烦热除而病愈矣。其得力处，在清乎？在汗乎？抑在下乎？不此之务，而强清其热，投以黄连、黄柏以致凝结愈固。强发其汗，投以桂枝、麻黄，以致烟焰愈张。尚不如未曾服药者，头绪不乱，犹易于施治也。瘟疫当下诸证，悉数难终。然证虽百，而热则一；热虽百，而下则一。方药或加或减，举其大凡，可以隅反。必欲逐条剖析，则有戴麟郊之《广瘟疫论》在兹不重出。

●吴氏蒌贝养荣汤合小承气汤

知母（二钱）　花粉（二钱）　川贝（捣碎，五钱）　蒌仁（炒，去油，四钱）　橘红（二钱）　白芍（二钱）　当归（二钱）　川朴（二钱）　枳实（炒，三钱）　川大黄（酒浸，生用，三钱），水煎服。

●归芍汤合小承气汤

当归（五钱）　赤芍（三钱）　枳实（三钱）　川朴（捣，二钱）　红花（二钱）　桃仁（去皮，炒，研，二钱）　川大黄（酒浸，五钱），水煎服。

●元霜丹

浮萍（五钱）　玄参（三钱）　麦冬（去心，三钱）　白芍（生，一钱）　丹皮（二钱）　甘草（一钱）　生姜（三钱）大枣（二枚，劈）

●素雪丹

浮萍（五钱）　玄参（三钱）　麦冬（三钱）　白芍（一钱）　丹皮（二钱）　葛根（二钱）　石膏（三钱，生，研）甘草（一钱）　生姜（三钱），水煎服，呕者加法夏（三钱）。

【校注】

① 附丽：附着、依附。

② 擒渠：这里渠作"大"解，即头领。捉住头领叫"擒渠"。

③ 底定：彻底解决。

④ 刘松峰：指刘奎，字文甫，号松峰。清代乾隆末年（1795 年），诸诚县人。著有《松峰说医》及《瘟疫论类编》。

⑤ 陶士行：即陶侃（259—334），字士行（或作士衡），东晋将领，庐江寻阳（今湖北黄梅西南）人。初为县吏，后升任郡守，在击败杜弢后，再升任荆州刺史。在州署朝夕运甓，励志勤力。王敦败后，仍还荆州。太宁三年（325 年），加封征西大将军。苏峻与祖约起兵叛乱，攻入建康（今江苏南京），被陶士行击败，收复建康。后又任江州刺史等职。他勤于职守，四十年如一日，厌恶饮酒、赌博，常勉人珍惜光阴，为时人所称颂。

⑥ 熊文灿：（1593—1640）明代大臣，永宁卫（今四川叙永）人，万历年间进士，曾任右佥都御史，兵部右侍郎等职。任福建巡抚时，曾招降郑芝龙。崇祯十年（1637 年），以兵部尚书总理陕西、河南、湖广等省军务，率兵镇压张献忠起义军，并以欺骗手段，诱降张献忠。崇祯十二年（1639 年），因张献忠再起，而被朝廷下狱，次年被杀。

瘟疫难下诸证

瘟疫传里之后，当下而难下者，其证有三：一曰四损；一曰四不足；一曰妊娠。 戴氏云："大劳、大欲、大病、久病后为四损"。 气血两虚，阴阳并竭，复受疫邪。 正虚则邪热愈深，邪深则传化难出。 汗下伤正而正脱；补血郁邪而邪锢[①]，多不可治。然补泻兼施，间有愈者。 有补泻合用之法；有先补后泻之法；有先泻后补之法。 凡人参败毒散、人参白虎汤、黄龙汤、竹叶石膏汤，皆补泻合用之法也。 先用补剂，后施汗下，先补后泻之法也；先用汗下，后施补剂，先泻后补之法也。 当询病之来路，斟酌施治。 尤当审现在之证。 若纯见实证，亦不可以疑似之见误人。 大凡周身俱见大实、大热之证，而一二处微见虚象，则吃紧照顾其虚；周身俱见虚象，而一二处独见实证，则吃紧斡旋其实，此治病之权衡也。 若夫汗之而表证愈增，如头痛、身痛更甚之类；清下而里证愈增，如烦渴、胀满更甚之类，则大虚有盛候也，急宜补之勿疑。 既辨其证，尤当细辨其脉。 凡遇脉之浮候盛大者，须谨察其沉候有无力处；六部脉皆盛者，须谨察其一部有独无力处。 果得其一部一候之真无力，便可略其诸部诸候之假有余，从而施治，有独见若神之妙。 夫既询其来路之大概；又察得其轻重之确凭；再加之脉理精详，则烛照无疑矣。 其损证之状甚多，当参后四不足条看。 学究按此瘟疫传里，当下而难下者之一也。 补泻兼施之法，用黄龙汤最为相宜。 当归原系补血之品，然能润燥滑肠，可以助下剂之力。党参原系补气之品，然能助胃气；胃气虚而屡下不通者，加入承气汤中，一服而宿垢顿下。 至于芒硝最能软坚，必有坚结，有燥矢，尤不得已乃用之，否则但用大黄可矣。 戴氏又云："四损由人事，四不足由天禀，四损在暂时，四不足在平素。"然四不足亦有由四损而来者，不可以四损之外更无不足。 四不足者，气血阴阳也。 气不足者，少气不足以息，语言难出也，感邪虽重，反不能成胀满痞塞。 凡遇上，纵宜宣伐，必以养气为主。 血不足者，面色痿黄，唇口刮白也，感邪虽重，面目反无阳色。 纵宜攻利，必宜养血为主。 阳不足者，或四肢厥逆，或肢体恶寒，恒多泄泻，至夜益甚；或口鼻冷气，受邪虽重，反无发热苔刺燥渴。凡遇此等证，纵欲攻利清热，必先之以补。待其虚回，实证全见，然后以治实之法治之。阴不足者，自然五液枯干，肌肤甲错，感邪虽重，应汗无汗，应厥不厥[2]。遇此等证，纵以攻利，必先之以养阴，待其气化津回，邪多不治自退。设有未退，酌用清利。攻利若早，其病益甚。以上四不足，合前条四损，总不可正治其邪，必以养正为要。先服养正药，待其实证悉见，方可攻邪。若服攻邪药，虚证复见，仍当调补其虚，养正以祛邪，祛邪以安正。互相加减，迭为进退，直待邪尽去而正不伤，方为善治。学究按以上四条，所言未及下证，如有当下之证，亦难下者也。当仍以黄龙汤施之，于气血阴阳兼能顾及。至于芒硝，尤宜斟酌也。戴氏又云："妊娠感时疫，须治之于早，则热不深入而伤胎。"当汗、当清之证，当速治不待言。当下之证，尤不可迟。若因妊娠忌下伤胎之说，因循略迟，则胎受热蒸而反易坠。一见里证，速下其热，其胎反安然无事。盖有热则病受之，内经所谓"有故无损"者于此见之，此历验不诬者。妊娠受疫，当下失下，至于舌黑腰痛，小腹下坠至急，则其胎多死腹中，自欲坠矣。此时下亦堕，不下亦堕。然下之胎堕，母犹可救十中二三；不下则母无生理，胎亦不能独存。同一堕胎，而此善于彼。当明言于病家，而后施治。下药虽三承气汤皆可用。惟芒硝当慎，以其专主伤胎，非大实、大热、大燥，不可试也。学究按此瘟疫传里，当下而难下者之一也。然粪瘀热，乃肠胃间事。胎附于脊，乃肠胃以外子宫内事。大黄亦肠胃中药，妊娠瘟疫，邪热初传里时，用之无可疑虑。若传里日久，则可虑处甚多。如必用承气、黄龙诸汤，总以不用芒硝为是。当下难下，又不得不下，用药正须慎之又慎耳。

● 人参败毒散

党参、茯苓、枳壳、桔梗、柴胡、前胡、羌活、独活、川芎、薄荷、甘草，生姜为引。

●人参白虎汤

石膏、知母、党参、甘草，加粳米水煎服。

●竹叶石膏汤

党参、法夏、麦冬、竹叶、石膏、甘草，加粳米、生姜煎服。

●黄龙汤

大黄、芒硝、川朴、枳实、甘草、党参、当归，生姜（五片），大枣（一枚）煎服。

【校注】

① 锢（gù 固）：原意为把金属熔化，浇灌堵塞空隙。此指病邪胶着难除。

② 应厥不厥：厥者，厥逆也。即手足逆冷之症。应厥不厥是应当手足逆冷而无此症。

瘟疫下后诸证

瘟疫传里之初，当下即下，其时血气之耗散尚轻，邪热之盘踞未固。用三消饮，多者两剂，少者一剂，洞下七八次，内热既去，则外感自清，表里俱无证矣，不必更议服药。若应下失下，邪热胶锢，必须大下屡下，始足以胜之。迨邪气既除，而正气已亏，往往变生他证，则善后事宜，更须急讲也。 有下后夺气不语者，此阴虚气虚也，宜人参养荣汤；有下后口干唇燥，津不到咽者，此阴虚血虚也，宜清燥养荣汤；有下后反痞者，此气血本虚，因下而益虚也，吴氏以为宜参附养荣汤，然附子宜酌用；有下后反呕者，此胃气虚寒也，宜半夏藿香汤；有下后脉反数、身反热者，此郁阳暴伸也，宜柴胡清燥汤；有下后渴热未除，里证仍在者，此邪热未尽也，宜承气养荣汤。 下后诸证，尚不止此，举此以例其余耳。 若夫不善于下，不慎于下，因下成疾，尚须以药治药者，不在此例。 至于瘟疫愈后，宜防三复。 戴氏曰："三复者：劳复、食复、自复也。"劳复者，大病后因劳碌而复也。不必大费气力，即梳洗沐浴，亦能致复。 复则复热，诸证复起，惟脉不沉实为辨。 轻者静养自愈，重者必大补以调其营卫，知其脏腑，待其表里融和才愈。 误用攻下清凉，必致不救，安神养血汤主之。 若因饭食过多而复者，舌苔必复黄，轻则损谷自愈，重则消导始愈。 若无故自复者，乃伏邪未尽也。 当问从前所见何证，服何药而解，今仍用前药，以涤其余邪则愈。 时疫复证，有复至再三者，屡复之后，必兼四损、四不足证。 宜参前条加减进退之法治之，此三复也。 学究谓瘟疫初愈，薙①头则必复；入房则必复，二者尤宜戒之。 又有愈后发肿者，戴氏以为气复血未复，气无所归，故作肿也。 如无他症，静养自愈。 有发颐②者，戴氏以为余热留于营卫也，宜解毒清热疏散，以普济消毒饮为主。 发在耳后，重用柴胡、川芎；在项下重用葛根；在项后或巅顶，重用羌活。 有发疮者，戴氏认为余热淫于肌肉也；有发痿者，戴氏以为热伤筋脉也；有身体枯瘦、皮肤甲错者，戴氏以为索泽③热伤阴也，吴氏诸养荣汤可酌用；有骨蒸如劳瘵者，戴氏以为余热尚于阴分也。 如仍有实证，宜承气养荣汤；如全系虚证，则生四物汤去川芎，或八珍汤去川芎，消息其阴阳而酌用之。

◉吴氏人参养荣汤

党参、麦冬、五味、地黄、归身、白芍、知母、陈皮、甘草，水煎服。

◉吴氏清燥养荣汤

生地、归身、白芍、知母、陈皮、花粉、甘草，灯心作引。

◉吴氏参附养荣汤

当归（一钱）　白芍（一钱）　生地（三钱）　附子（炮，炒，七分）　干姜（一钱）　党参（一钱），水煎服，附子宜酌用。

◉半夏藿香汤

法夏（一钱五分）　藿香（一钱）　干姜（一钱）　茯苓（一钱）　白术（土炒，一钱）　陈皮（一钱）　甘草（五分）

◉吴氏柴胡清燥汤

柴胡、黄芩、陈皮、花粉、知母、甘草，加生姜、大枣煎服。

◉吴氏承气养荣汤

知母、当归、白芍、川朴、枳实、川大黄，加生姜，水煎服。

◉吴氏安神养血汤

茯神、枣仁、当归、远志、桔梗、地黄、白芍、甘草，加龙眼肉煎。

◉八珍汤去川芎

党参（三钱）　茯苓（二钱）　白术（炒，二钱）　炙草（一钱）　白芍（三钱）　当归身（炒，五钱或七钱）　大生地（五钱），水煎服。

【校注】

① 薙（tì　剃）："剃"的异体字。本指除草，此指刮去毛发。

② 发颐（yí　仪）：颐即面颊、腮。两颊和下颌部突然肿痛叫发颐，即痄腮（腮腺炎）。

③ 索泽：口渴欲饮。要求饮水以润燥。

瘟疫说难解嘲

瘟者热病也，疫者民病也。瘟疫者，天地之疠气，即人而见者也。故在天则为疠，在人则为瘟，在众人而为疫。雨旸①时若之世，冬寒夏暑，春暖秋凉，天地之气，皆和气也。若夫大兵、大祲②之岁，恒雨、恒旸、恒燠、恒寒、恒风，天地之气，皆疠气也。地之上皆天也，皆气也。人在气中，如鱼在水中，鱼之一吞一吐皆水也；人之一呼一吸皆气也。人在疠气之中，一呼一吸，无非疠气，避无可避，亦触不待于触也。方书谓人触之即病者非也。人之一身，惟血与气，凡气之所至，皆疠之所至，无形无声，无方无体，无在无不在也。方书谓瘟邪藏于膜原者非也，其不即病者，特以无所感耳。感人者非一端，而风寒为尤甚。

不必大风大寒，即偶尔脱帽解衣，当户垂堂，微觉洒淅，业已主气退而客气进矣③。憎寒发热，势将相逼俱来，况穷苦之人，冒雪雨，犯霜露乎？然风寒非瘟疫也，风寒者，瘟疫之介绍耳，媒妁耳。瘟疫因风寒而成病，成病之后，则瘟疫当行，风寒皆刍狗④矣。张仲景泥于风寒，故其立论以伤寒名篇；泥于伤寒中风，故其立方以桂枝、麻黄为主。《热病篇》曰："人之伤于寒也，则为病热。"热病而予以热药，其由恶寒发热，驯致于大烦骚扰者，皆桂枝汤之热为之也。且张仲景之所谓伤寒、中风，不过感冒风寒。所谓恶寒发热，亦表证之极轻者。但以感冒之法治之，可以一药而愈，原不必另立伤寒名目。特以桂枝、麻黄汤剂，以轻病而治成重病，甚至不可挽回。即当并无瘟疫之时，偶感风寒，误服热药，以热济热，亦能助起邪热。邪热由表传里，所见诸证，亦与瘟疫无异，弄假成真，此类是也。何况瘟疫流行之时乎？自有桂枝、麻黄汤之设，由汉迄明，千有余年，误人不知几千百万矣。司马温公以身付医，病革谆谆如梦中语，皆朝廷天下事；杨忠愍公染瘟疾，服罗廷瑞发汗药，遂昏不省人事，皆其明证。此外大疫成灾，史不绝书，所伤辄数十万。当事者给予医药，所给者不过张仲景之桂枝、麻黄汤，罗廷瑞之发汗药耳，不然何以伤人如彼之多也。元·耶律楚材⑤灭夏归，取大黄两驮，既而军士病瘟，惟得大黄可愈。楚材用活万人，详著史册，班班可考。孰得孰失，博览者何率不经意耶？明·吴又可鉴桂枝、麻黄汤之失，另辟法门，特着《瘟疫论》，立达原饮、三消饮诸方，诚为卓识真见。此外如刘松峰、周杓元、周禹载⑥、杨栗山、孔毓礼⑦诸人，各有论说。奈胸无定衡，更兼词不达意，是以愈说愈晦。惟戴氏麟郊⑧，本吴又可《瘟疫论》之义，著《广瘟疫论》四卷。其书前总、中分、后合，一部直如一篇，条分缕析，理明词达，在医书中，允为通品。然亦未敢直言张仲景之失，直斥桂枝、麻黄汤之误。且谓此二汤者，乃治伤寒之剂，非治瘟疫之剂，特后人之治瘟疫者误用之耳。迁就而为之讳，所谓安得不云尔乎者也。 吾谓不然，桂枝、麻黄二汤，后人用之而误，张仲景用之而亦误也；用以治瘟疫而误；用以治伤寒而亦误也。 其已然之效，固彰明较著，而不可讳饰也。 予业儒而不习医，与张仲景本无衣钵之缘，无所用其迥护。 且是非得失，贵有定评，亦不必为贤者讳。 庸敢正言张仲景之失，直斥桂枝、麻黄汤之误，以破千古之惑。 仲景固仁人君子也，九原⑨可作，当必以爱之者为疢疾⑩，而以恶之者为药石矣。 奉告究心医理者，伤寒二字，应一笔抹煞，而以感冒二字代之。 不泥《伤寒论》，自不用桂枝汤，三阴三阳诸证，亦不复见矣。 至于瘟疫病证，年年皆有，处处皆有。 较大兵大祲之岁，虽有众寡轻重之殊，而其为病则一。 分别表里，以三消饮加减施治，正如曲突徙薪⑪，自无焦头烂额之虞⑫。 此外诸方，皆备而不用者也。 予著此论，知必为医家所嘲，故即名曰解嘲。 嘲予者，慎勿误用桂枝、麻黄汤，致为大烦骚扰者所嘲斯可矣。

【校注】

① 雨旸（yáng 阳）："旸"是太阳出来，即晴天。 下雨和晴天叫"雨旸"。

② 祲（jìn 尽）：不祥之气。

③ "当户垂堂"三句：意思是说，当身体正气虚弱之时，对着窗户在厅堂站立，觉得身上微微有点寒冷，这时已经是风寒之邪进入人体了。"当户"是对着窗户。"垂堂"是在厅堂站立。 洒淅，人体感受风寒后，出现的一种恶风和恶寒的感觉症状。《伤寒论》有"太阳中风……淅淅恶风"的表述，洒，是说感受风寒后，会有一种飘洒雨水的体验。 形容恶寒的症状。

④ 刍（chú 除）狗：刍即草，古代祭祀时用茅草扎成的狗叫刍狗，祭后则弃去，喻轻贱无用的东西。

⑤ 耶律楚材：（1190—1244 年）蒙古成吉思汗、窝阔台汗时大臣，字晋卿。 契丹族，辽皇族子孙。 任事近 30 年，官到中书令，建议军民分治，立赋税制度，

兴文教，开科取士。元代立国规模，多由其奠定。著有《湛然居士文集》。

⑥ 周禹载：名杨俊，字禹载，清代吴人，副贡生，屡试不售，年未40即弃儒就医。著有《伤寒论二注》《金匮玉函经二注》。

⑦ 孔毓礼：字以立，清代黎水人，著有《痢疾论》。

⑧ 戴氏麟郊：戴麟郊，名天章，字麟郊，上元（今江苏江宁）人。邑痒生，少师林青雷，强记，所读经史能通部遂背。精医理，博览深思，活人无算。清代雍正年间人，晚号北山学者，称北山先生。著《广瘟疫论》《咳论注》《疟论注》等书。

⑨ 九原：即九州。

⑩ 疢疢（chèn 趁）：即疾病，此喻忧患。

⑪ 曲突徙薪：把直烟囱换成曲烟囱，搬走烟囱下积聚的柴草。用以比喻防患于未然。突，烟囱，薪，柴草。典出《汉书·霍光传》，客人看见主人直突下有积薪，建议换成曲突，把柴草搬移走，主人不听，后来果然失火。救火之人焦头烂额，才把火扑灭。主人感谢，杀牛买酒酬谢。有人问他为什么不酬谢"曲突徙薪"之人，如果早听他的话，就不杀牛买酒了，主人乃悟而请之。

⑫ 虞（yú 鱼）：忧虑。

【按语】

解嘲者而虑人之嘲，当嘲者而终难免于嘲。刘氏"直斥桂枝、麻黄汤之误""不知几千百万矣"，而把"司马温公以身付医，病革谆谆如梦中语，皆朝廷天下事"和"杨忠愍公染瘟疾，服罗廷瑞发汗药，遂昏不省人事"，一股脑儿都推到张仲景头上。后人治病之误，由后人自负，怎能张冠李戴呢？仲景制定的桂枝、麻黄汤，原为伤风寒而设，并非为瘟疫热病而设。且对其有明文规定。桂枝汤的适应证，在脉上是"阳浮而阴弱"，即举之有余，按之不足而浮缓；在证状上是"自汗出，鼻鸣，干呕"；在自我感觉上是"啬啬恶寒，淅淅恶风，翕翕发热""头痛"等。"啬啬恶寒"，形容恶寒较重，畏缩怕冷；"淅淅恶风"形容如冷水洒身，不禁其寒；"翕翕发热"是一种轻度发热，非蒸蒸大热；"鼻鸣"，是鼻塞出气不利；"干呕"，是外邪犯胃，食则胃气上逆，并非胃热大盛的呃呕大吐。至于麻黄汤的适应证是"脉浮紧""头痛发热，腰痛，身痛，骨节痛，恶风无汗而喘"。并指出"咽喉干燥""淋家""疮家""衄家""亡血家""汗家""阳虚""尺中迟""身重心悸"等禁用麻黄汤。由此观之，桂枝、麻黄汤纯系对外感风寒而设，并非为瘟疫热病而设。其对温热病另有说明，他认为"发热而渴，不恶寒者为温病""身灼热者为风温，风温为病，脉阴阳俱浮，自汗出身重，多睡眠，鼻息必鼾，语言难出"。所谓"灼热"是热度很高，如火烧灼。他特别强调："伤寒一日，太阳受之，脉若静者为不传。颇欲吐，若躁烦，脉数急者为传也。"风寒外袭，继以传里，已非表证，桂枝、麻黄汤，仲景早已弃之不用。"表里大热""大烦渴不解，脉洪大者"用白虎汤；"结胸者，项亦强，如柔痉状，下之则和，宜大陷胸丸"；"发汗不解，蒸蒸发热者，属胃也，调胃承气汤主之"；"日晡所发潮热，不恶寒，独语如见鬼状，若剧者，发则不识人，循衣摸床，惕而不安，微喘直视，脉弦者生，涩者死，微者，但发谵语者，大承气汤主之"；"胃中燥，大便必硬，硬则谵语，小承气汤主之"。刘氏斥"张仲景之失""泥于风寒"，实属偏颇之词。

《伤寒论》以伤寒命名，乃就广义而言，其中包括有中风（伤风）、伤寒（受寒）、湿温、热病、温病等五种。以六淫为病因，来论述病机、病证、治则、处方用药，并包括部分杂病在内，是一部辨证论治的专书。汉代仲景的"伤寒"非清代刘氏的"感冒"，不能"一笔抹煞，而以感冒二字代之"，亦非现代西医所说的"肠伤寒"。详著洋洋，有目共睹，明文昭著，焉用迴护？当嘲而不嘲非也，非嘲而嘲之，亦非也。

卷
二

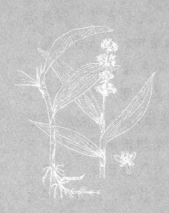

疟　疾

　　疟疾有表证，有里证，有虚证，有实证。表证者何？寒与热是也。里证者何？实与虚是也。寒与热乃标也，实与虚乃本也。方书所断断较量者，曰先寒后热，先热后寒，寒多热少，热多寒少，皆标也。用桂枝麻黄汤以散寒，所治者亦皆标也。皆于疟疾无当也。必察验虚实以施治，始为得其要领耳。疟疾乃瘟疫余孽，故大疫之后多有之。人之病疟者，率^①由饮食之内伤，加以风寒之外感，饱食之后，酣寝^②于风露之中，饮食因寒而凝，停积于胃，是以作寒作热。初发时，舌必有苔，必中满^③不嗜饮食，甚且发呕。是即实证之明验也。治宜清脾饮，加槟榔、枳壳、大黄，洞下数次，舌苔退，中满除，里证渐清，寒热亦减。往往一药即愈。其不愈者，或小其剂，再服之。里证全清，寒热自不作矣。此疟疾初发，察系实证之治法也。若夫久疟失治，气血消耗，身体瘦损，或服药过当，克伐太甚，积虽去而病未除，以致迁延不愈，则系虚证。宜休疟饮、何人饮，随证略为加减，三数剂即痊愈。此疟疾日久，察系虚证之治法也。皆治疟之成方也。窃^④谓疟疾与瘟疫相类，其憎寒发热，即瘟疫之里证，用吴氏三消饮为最宜。此亦疟疾实证之治法也。若曾经攻下，里证亦除，表证尚未痊愈，用吴氏柴胡清燥汤、人参养荣汤为最宜。此亦疟疾虚证之治法也。更有气血已虚，而实证犹在者，其证身体瘦损，仍有舌苔，中满不嗜饮食，此盖病疟之初，所服不过清热散寒之剂，舍本求标，在里之停滞未消，在表之寒热，何以能除？ 此等证仍须攻下，必补泻兼施，乃为得宜，用小承气汤，加参、归、槟榔、砂仁、山楂、神曲，推下垢秽如鱼脑然，即为中病。 舌苔渐退，中满渐除，即为病减。 更服休疟饮，或柴胡清燥汤数剂，则寒热不作矣。 此疟疾虚中有实，补泻兼施之治法也。 凡疟疾缠绵不愈，或旋愈旋复，多系虚中有实，然当正衰邪盛之时，非下不可。 欲下又不敢，故用药颇难。宜详看舌上是否有苔，有苔则可下。 兼察胸中是否拒按，拒按则可下。 下之即愈，且愈而不复。 加参归于承气汤中，可无虚脱之虞⑤，不必畏葸⑥。 新愈之后，忌生冷，忌风寒，忌剃头，忌入房。

◉加味清脾饮

青皮（二钱）　柴胡（二钱）　厚朴（捣，二钱）　黄芩（生，二钱）　法夏（研，二钱）　茯苓（二钱）　白术（炒，二钱）　草果（炒，研，二钱）　槟榔（三钱）　枳壳（炒，三钱）　川大黄（生，五钱）　甘草（一钱）

生姜引。

◉休疟饮

党参（五钱）　白术（炒，三钱）　归身（炒，七钱）　生地（三钱）　白芍（炒，三钱）　何首乌（一两）　炙草（二钱）

◉何人饮

何首乌（一两）　党参（一两）　当归身（炒，五钱）　陈皮（一钱）　煨姜（三钱或三片）

黄酒（一杯）为引，此方加桃仁泥（五钱）尤妙。

●参归承气汤

党参（三钱）　归身（生，三钱）　川朴（捣，三钱）　枳实（炒，二钱）　槟榔（三钱）　山楂（三钱）　砂仁（炒，研，二钱）　神曲（三钱）　川大黄（酒浸，三钱）

水煎服。

●吴氏三消饮

槟榔（二钱）　厚朴（捣，二钱）　草果仁（炒，研，二钱）　知母（二钱）　黄芩（生，二钱）　白芍（生，二钱）　甘草（一钱）　柴胡（三钱）　羌活（三钱）　葛根（三钱）　川大黄（酒浸，三钱或五钱）

生姜(三片)为引。

●吴氏柴胡清燥汤

柴胡（二钱）　黄芩（酒炒，一钱）　陈皮（一钱）　甘草（一钱）　花粉（一钱）　知母（一钱）

加生姜、大枣煎服，或加党参（三钱）、当归（炒，三钱）。

●吴氏人参养荣汤

党参（三钱）　麦冬（二钱）　五味（一钱）　地黄（生，二钱）　归身（炒，三钱）　白芍（醋炒，二钱）　知母（一钱）　陈皮（一钱）　甘草（一钱）

【校注】

① 率（shuài 帅）：大概，大略。

② 酣寝：沉睡。

③ 中满：胃满胃胀。

④ 窃（qiè 切）：旧时谦词。

⑤ 可无虚脱之虞（yú 于）：没有导致虚脱的危险。虞，贻误。《诗·鲁颂·閟宫》："无贰无虞。"《毛诗故训传》："虞，误也。"

⑥ 畏葸（xǐ 喜）：畏惧、害怕。

痢　疾

痢疾，里证也。有实有虚。实生热，虚生寒。方书所详，不在虚实而在寒热。谓白痢为寒，红痢为热，是舍本而治标也。更有以五色痢分配五脏者，则求精而反凿①矣。学究以为痢疾一证，分别虚实，最为紧要。当先询其致痢之由，以定施治之准。痢疾之作，往往沿门阖户②，此固天地之疠气使然③，然成病亦必有所因。因饮食停滞者，十居八九。痢疾之初，如舌有厚苔，胸中满闷，坚硬拒按者，实证也。实则生热。即生冷瓜果诸寒物，停滞于胃，亦即变而为热。然热不可清，缘④热生于实，清热者徒伤胃气，而无损于病。必去其实而病始愈。治实之法，又不可专恃⑤攻下。宜滑润而兼消导，加味芍药汤为最宜。服药之后，努圊⑥变而为滑利，红白变而为黄粪，即为药已中病。如一药尚未全愈，更进一剂。须体察积滞之轻重，以酌大黄之去留。此痢疾初起，察系实证之治法也。若夫痢疾日久，变证交作，寒热杂投，气血两亏，则为虚证。虚能作热，烦躁发渴之类是也。虚则生寒，下利完谷之类是也。欲补其虚，施以参术则胀满。欲暖其寒，施以桂附则下利纯血。欲清其热，施以连柏⑦则入喉而病即已⑧矣。病证至此，不惟时医束手，即方书亦无良策也。知梅学究有独梅汤在，请为出而试之。大乌梅五个煎汤，白糖五钱为引，冲服。学究用此方以治痢，愈者多矣。类皆医士弃而不治之证也。此中颇有机栝⑨。庸敢于独梅汤发轫之始，缕析陈之⑩。痢疾日久，原系气血两亏，而大下亡阴，血之亏也尤甚。肝藏血，血亏则肝燥，肝燥则克脾，同室操戈⑪，盖不啻⑫穷极无聊，作合门自尽之计矣。救治之法，必须速解倒悬⑬。此时胃气仅存一息，不惟不任攻伐，即补剂亦非所堪。七日饿六，何可大嚼也。但能敛去肝木之克，予以休息，自能渐渐甦苏。乌梅最能敛肝，且能补肝。五味入胃，各有所喜。酸先入肝，甘先入脾，肝敛则脾舒。此药下咽一时之久，觉胸膈润和，仍欲再服，则是药已中病。欲食汤粥，则是脾胃已舒。连服数次，所下者变为黄粪，则是痢已渐痊。再服数日，即可全愈矣。以后日服独梅汤而小其剂，即不服他药，亦可。若有他证，或潮热，或自汗，皆系阴虚所致。可服滋阴养血药，必纯阴至静之剂，乃为相宜。独梅汤加炒归身、生地黄、熟地黄、醋白芍，所谓乌梅四物汤者是矣。此等虚证，几乎无药可用。惟独梅汤，能舒胃气于独绝，惟乌梅四物汤，能续阴气于垂尽⑭也。又有噤口痢，痢而兼呕，饮食不能入腹，尤为恶候。朱丹溪以为胃热，治用黄连、党参，煎汁徐服。张景岳以为一由脾胃气之虚，欲健中焦，非党参、白术、干姜、甘草之属不可；一由肾气之弱，欲实下焦，非熟地、附子、吴萸、肉桂之属不可。皆非也。此正阴亏血少，肝燥克脾之所致也。服独梅汤更为相宜。若呕止而痢不止，用加减补中益气汤甚效。

●加味芍药汤

白芍（生，五钱）　当归身（生，五钱）　槟榔（二钱）川朴（捣碎，二钱）　大黄（三钱）　枳壳（二钱）　山楂（生，二钱）　神曲（三钱）　甘草（一钱），生姜为引。

◉独梅汤

大乌梅（去骨，五个），煎汤，白糖（五钱）冲服。

◉乌梅四物汤

大乌梅（去骨，五个）　归身（炒，五钱）　白芍（醋炒，三钱）　生地（三钱）　熟地（三钱），水煎服。

◉加减补中益气汤

党参（三钱）　黄芪（炙，三钱）　炙升麻（一钱）　归身（炒，三钱）　熟地（三钱）　大乌梅（去骨，三个）　醋白芍（三钱）　炙甘草（一钱）　姜（三片）、枣（一枚）为引。

【校注】

①求精而反凿：为了更精细地说明问题，反而使讲出的道理牵强附会了。凿，穿凿附会。常用于书面语。指对于讲不通的道理，牵强附会，以求其通。

② 沿门阖户：全村、全家人。泛指生病的人很多，具有流行性、群发性。

③ "此固天地"句：这本是自然界的疫疠之气造成的。固，本，根本。天地，指自然界。疠气，疫疠之气，也就是能够引起疾病大流行的不正常之气。

④ 缘：因为。

⑤ 恃（shì 士）：依赖，仗着。

⑥ 努圊（qīng 青）：用力排大便。圊，厕所。

⑦ 连柏：指黄连、黄柏。

⑧ 而病即已：病就好了。已，结束，此指病愈。

⑨ 颇有机栝：很有些解决办法。机栝，处理事情的权柄。引申为解决问题的办法。《风俗通·过誉》："稜（韩稜）统机栝，知其实。"

⑩ "庸敢"两句：（若不是对此问题有解决的办法）岂敢在使用独梅汤的开始，

就详细地阐述它呢？ 庸，犹"岂"，怎么。 发轫，比喻事情的开端。 轫，古时制止车轮转动的木头。 要使车轮转动，必先将此木去掉，故古人常称启程为"发轫"。《离骚》："朝发轫于苍梧兮。"缕析陈之，详细阐述。 缕，详尽，细微。

⑪ 同室操戈：自相残杀。 此处是讲人体脏腑病理性的乘侮关系。

⑫ 不啻（chì 斥）：不止、不但、不仅。《尚书·秦誓》："其心好之，不啻若自其口出。"

⑬ 倒悬：比喻处境的痛苦和危急，像被人倒挂着一样。《孟子·公孙丑上》："民之悦之，犹解倒悬也。"

⑭ 垂尽：指阴精枯竭。

泄　泻

泄泻有实有虚，有热有寒。 实者二：曰食、曰水。 食积于中，以致泄泻者，必胸胁胀痛，坚硬拒按。 治宜大和中饮。 陈皮、枳壳、川朴、山楂、麦芽、砂仁、泽泻，生姜为引。 水积于中，以致泄泻者，必胸胁胀满，揉之漉漉有声，治宜大分清饮。 茯苓、泽泻、木通、猪苓、栀子、枳壳、车前，生姜为引。 二方亦可合用。 寒泻有二：曰内伤生冷，外感风寒。 内伤生冷以致泄泻者，亦宜大和中饮。 外感风寒以致泄泻者，宜藿香正气汤，而大其剂，煨姜为引。 若伤热而泻，必见热证，则大分清饮甚为相宜，益元散为引，瓜皮煎曾用甚效。 以上诸泻，均系实证。 其来也暴，其愈也速，尚不难治。 难治者惟虚泻耳。 虚泻有因虚而泻者，先患他证，日久失治，气血两虚，脾肾两亏，转而为泻是也。 有因泻而虚者，本患泄泻，愈泻愈虚，阴血亏损，中气下陷是也。如无他证，则独梅汤合六君子汤最为相宜。若有虚热，则党参不可用。若有微滞，则白术不可用。若阴虚血燥，则茯苓不可用。若阳虚气弱，则陈皮不可用。病证至此，极难措手。宜诸药一概屏除，专服独梅汤以敛肝。盖大下则亡阴，阴亏则肝燥，肝燥则克脾。脾土受克，水谷不消，泻何能止？乌梅最能补肝，且能敛肝。肝敛则脾舒，不治泻而泻止矣。泻止之后，如阳虚之甚，则独梅汤合六君子汤，或合补中益气汤。阴虚之甚，则独梅汤合四物汤去川芎，或合八珍汤去川芎，可以酌用。北五省本以麦面为常餐。若泄泻日久，脾胃虚弱，麦面坚韧，不能消化，宜以大米代之。此外更有肾泻，即鸡鸣泻也。此脾肾两亏，大虚之证，宜四君子汤送四神丸，于戌刻①温服甚效，合独梅汤尤效。又有气泻，遇怒则泻。方书以为肝克土，脾气受伤而然，宜服解肝煎以顺其气。学究谓其论证则是，立方则非。凡人之易动肝气者，非肝气之有余，乃肝血之不足，虚证也。解肝煎中，用陈皮、厚朴以破气，不惟肝不能堪，且与泻大不相宜矣。宜服独梅汤以敛肝。肝敛则脾舒，脾舒则泻止。病愈之后，每晚服独梅汤一杯，不惟泄泻不作，即肝气亦不动矣。凡因实则泻，泻则水谷自消。病即药也，不药亦可自愈。治以大和中饮、大分清饮，不过因势利导耳。寒泻热泻，治宜清热暖寒。至于虚泻，方书以为宜补肾，学究以为宜敛肝，非立异②也。用地黄汤以补肾，殊③不见效。用独梅汤以敛肝，服之皆效。此盖历验不爽④者，是以⑤凿凿⑥言之耳。

●大和中饮

　　陈皮（二钱）　枳实（炒，二钱）　砂仁（炒，研，二钱）　山楂（三钱）　麦芽（炒，三钱）　川朴（捣，二钱）　泽泻（二钱）　生姜（三片）为引，或加川大黄（三钱）。

●大分清饮

茯苓（三钱）　泽泻（二钱）　木通（二钱）　猪苓（二钱）　栀子（炒，二钱）　枳壳（炒，三钱）　车前子（炒，三钱），水煎服或加川大黄（三钱）。

●藿香正气汤

藿香（二钱）　紫苏（二钱）　桔梗（二钱）　陈皮（二钱）　茯苓（二钱）　苍术（炒，二钱）　川朴（捣，二钱）　法夏（研，二钱）　白芷（二钱）　大腹皮（三钱）　甘草（一钱）　加姜枣煎服。

●益元散

辰砂（一钱）　滑石（六钱）　甘草（一钱）　共研细末，每服三钱。

●瓜皮煎

此系河阴李先生方

西瓜青皮（一两）　绿豆青皮（一两）　肉蔻（炒去油，三钱）

●独梅汤合六君子汤

党参（五钱）　白术（炒，三钱）　茯苓（三钱）　陈皮（二钱）　法夏（二钱）　大乌梅（五个）　甘草（一钱）　水煎服。

●独梅汤

大乌梅（五个或十个，囫囵）　浓煎，白糖（一两）冲服。

●补中益气汤

党参（五钱）　白术（炒，三钱）　黄芪（蜜炙，三钱）陈皮（一钱）　归身（土炒，三钱）　升麻（蜜炙，五分）　炙草（一钱）　加乌梅（五个），姜枣为引。

●乌梅八珍汤

大乌梅（囫囵，五个）　党参（五钱）　白术（炒，三钱）茯苓（二钱）　白芍（醋炒，二钱）　熟地（三钱）　炙草（一钱）　加姜枣煎。

●四君子汤

党参（五钱）　白术（炒，三钱）　茯苓（三钱）　炙草（二钱）

加乌梅（五个），姜（三片），枣（二枚）为引。

●四神丸

吴茱萸（一两）　肉豆蔻（炒去油，二两）　补骨脂（四两）　五味子（二两）　右为末，用大枣（百枚）同姜（八两）煮熟，取肉捣丸桐子大，每服一钱五分。

●解肝煎

陈皮　法夏　川朴　茯苓　苏叶　白芍　砂仁　姜（三片）煎。

———————

【校注】

①戌刻：即戌时，指晚上7时至9时。

② 立异：标新立异，创建新的学说和理论。

③ 殊：极，很。《史记·廉颇蔺相如列传》："恐惧殊甚。"

④ 历验不爽：屡次实践验证均无差错。不爽，没有差错。爽，不合，违背。

⑤ 是以：所以。

⑥ 凿凿：鲜明。《诗·唐风·扬之水》："扬之水，白石凿凿。"

霍　乱

霍乱者，阴阳相戾①，寒热相激②之证也。其脉有五七至一代者，诊之甚为惊人，然无妨也？方书谓霍乱之候，代脉勿讶③。盖一时清浊混乱，故脉不接续也。霍乱常年皆备有，而大兵大祲之岁④为尤甚。虽属天地之疠气，而病之者亦必有所因。因内伤者，隔宿⑤之水，不沸⑥之茶，半温之粥，震齿之泉⑦等类是也。因外感者，盛暑冒雨，湿地乘凉，幽房水阁，大扇风车等类是也。盖寒热错杂，则阴阳格拒，而霍乱成矣。其证上吐下泻，胸腹搅痛，或周身发热，或四肢厥逆。治之之法，惟针刺出血为最捷。呕吐者，宜刺舌下之青筋；泄泻者，宜刺腿弯之青筋，在对膝处，即所谓委中穴也。刺舌之法，令病者舌抵上齿，视其青筋暴露，即系黑血凝聚，刺者以青布垫指，拈定舌尖，左右青筋各一刺，黑血涌出，则呕吐顿止。刺委中穴法，令病人上身伏于桌上，两腿登立，由脊背向下极力推赶，推赶数十次，用带子在膝上扎紧，俾⑧青筋暴露，照青筋针刺，男左女右，病重则两刺之，捻出恶血，则泄泻顿止。针刺之，服藿香正气汤，须大其剂，丸散不足用也。予向以此汤治此证，恐其服药后而仍吐也，仅以两匙予之。嘱令略停片刻，再服两匙。乃余药尚温，业已睡熟，其效可知。遂予以全剂。一刺一药而病愈矣。此等证方愈之初，切忌用粥用饭，必俟隔宿，方可饮食。仍忌小米粥三日，不然必复作也。藿香正气汤中，药品多系温性。如霍乱时大渴大烦，热证居多者，与白虎汤合用为宜。他如万灵丹、灵宝如意丹，亦可用也。霍乱病证，有欲吐不能、欲泻不能者，名为干霍乱。方书以为宜炒盐与陈皮同煎，引而吐之。更有转筋霍乱，刘河间、朱丹溪皆以为热；陈无择以为宜温暖；张景岳以为阳明为五脏六腑之海，主润宗筋，此证以阳明血气骤损筋急而然。虽未明言治法，其注意则在补脾。学究以为干霍乱、转筋霍乱，皆肝木克脾土所致也。阴阳反戾，血亏肝燥，是以克脾。脾土受克，以是作吐作泻。脾土困极，是以吐不能吐，泻不能泻。若霍乱至于转筋，则其责在肝更明矣。用独梅汤以敛肝补肝，必当有效。至于针刺之法，则曾用而屡效者也。此外更有痧证、翻证，名目不一。要之皆霍乱之重者耳。此等急证，必须急治。惟针刺舌下青筋，腿弯青筋，取效甚速。仍服独梅汤，或藿香正气汤为宜。刘松峰《瘟疫论》中所载痧证、翻证甚多，阅之可广见闻。然值危急存亡之际，而用轻描淡写之方，适足误事⑨，付之不论不议之例可矣。

●藿香正气汤

大腹皮(三钱)　紫苏(二钱)　藿香(二钱)　甘草(一钱)　桔梗(二钱)　陈皮(二钱)　茯苓(二钱)　苍术(二钱)　川朴(捣，二钱)　法夏(研，二钱)　白芷(二钱)　乌梅肉(五个)，加姜枣煎。

●白虎汤

石膏(生，研，三钱)　知母(二钱)　甘草(一钱)

●独梅汤

大乌梅(十个，囫囵)，浓煎，白糖（一两）冲服。

【校注】

① 阴阳相戾（lì 利）：谓阴阳不协调、不平衡。戾，乖张，暴戾。

② 寒热相激：寒热错杂，相互激发而生病。

③ 勿讶：不必惊讶，不要害怕。讶，惊奇，奇怪。

④ 大兵大祲之岁：指战乱和瘟疫流行的年代。祲，阴阳相戾之气。

⑤ 隔宿：隔夜。宿，夜晚。

⑥ 不沸：指水没有煮沸，没有烧开。

⑦ 震齿之泉：指冰冷的泉水。震齿，形容水之寒冷。

⑧ 俾：使。

⑨ 适足误事：正好误事。

噎膈

噎膈，虚证也。肝脾两虚之证也。其证始于嘈杂吞酸，重则为反胃，再重则为噎膈。其致病之由①，率由家庭多故②，忧愤在胸，隐忍而不可以告人。于是食不甘味，勉强充腹，停积不化，而嘈杂吞酸之证成矣。夫饮食停积于胃，尚属实证。消导之剂，犹可暂用。然饮食之停，实由脾胃之弱。治此证者，略施消导，即当另寻道路，万不可因消积而伤脾也。至于反胃，则全系虚证矣。可朝食暮吐、暮食朝吐者，有迟之既久、迟之又久而后吐者。朱丹溪以为热，张景岳以为寒，皆瞽说③。朱丹溪之芩连，张景岳之桂附，皆鸩④毒也。反胃加重，则为噎膈。反胃者，食犹能入，入而复出。噎膈者，隔塞不通，食并不能入矣。

刘河间治膈气噎食，用三承气汤，其手不更辣乎！ 张景岳用四君子汤、五君子煎，亏在阴而补阳，较之头痛治头，脚痛治脚者，其计不更左乎⑤？ 凡病此者，消剂、补剂、寒剂、热剂，莫不用之俱遍。 时医之计穷，方书之说穷，即病者之望亦穷，不肯服药矣。 知梅学究有独梅汤在，请病者勿以药，而以为茶。 即以卢仝⑥饮茶之法服之。"一碗喉吻润；两碗破孤闷；三碗搜枯肠，惟有文字五千卷；四碗发轻汗，平生不平事，尽向毛孔散；五碗肌骨清；六碗通仙灵；七碗吃不得也，惟觉两腋习习清风生"。 杜甫之子璋髑髅，可以愈疟，卢仝之新茶诗，独不可以愈噎乎⑦？或曰：乌梅并非治噎药品。 予曰：卢仝新茶诗，果为治噎药方乎？ 然喉吻润，破孤闷，搜枯肠，不平散，引来与噎证恰合，即以为治噎药方可也。 乌梅能敛肝，且能补肝，用来与噎证恰合，即以为治噎药品可也。 此中盖有道焉。 噎膈者何？ 脾胃弱也。脾胃何以弱？ 肝木克之也。 肝木何以克脾？ 血少肝燥也。 脾胃为水谷之海，生津液以滋润脏腑，惟脾胃是赖。 肝木为五脏之贼，燥则不安其常而克脾。 肝木肆克，脾胃受困，不能运化水谷，是以嘈杂吞酸。 脾胃困极，水谷直不能容，是以反胃噎膈。其责任在脾，其咎实在肝⑧。 然肝不任咎也，阴血不足故也。 此证惟衰年者病之，少壮则否；惟瘦弱者病之，丰硕则否⑨。 其咽喉干枯者，津液不能上升也，阴亏也。 其大便干燥者，津液不能下降也，阴亏也。 津液之枯槁若此，肝血之燥，可想而知矣。此证因气而得。 患此证者，偏好动气。 虽不值一哂⑩之事，一有拂逆即勃勃不可遏⑪，直欲以身命殉之⑫。 此非肝气之有余，正肝血之不足也。 非人之多触忤⑬，亦非己之没涵养。 血少肝燥则怒生，即病者亦不能自主耳。 病者请自思之。 然乎否乎⑭？ 欲治怒者之噎，须治噎者之怒。 独梅汤能敛肝，即能治怒者也。 服独梅汤数剂之后，怒不与噎俱减，则是药不对证，独梅汤可以不服。 若噎减而怒亦减，则是肝木之鸱张，业已渐就范围矣⑮。 于独梅汤中加四物汤去川芎，以养阴血，生津液，服之旬余，咽喉之干枯者润矣，大便之干燥者溏矣。有热则用生四物，无热则用熟四物⑯。或生熟并用⑰，或加麦冬、甘草皆可。此证最忌平肝，最忌柴胡。盖肝不可平，逍遥散之所以用柴胡者，肝木宜疏散之说误之也。肝如人中之小人，予以温饱，严加约束，则不为脾土之害，而噎膈愈矣。肿蛊证亦如此。试为进而言之。

●独梅汤

大乌梅（去骨，五个），用净肉微煎，勿久熬。引用白糖（一两）冲服。

●乌梅四物汤

乌梅（圂圂，五个）　归身（炒，五钱）　白芍（醋炒，三钱）　生地（三钱）　熟地（三钱）

【校注】

① 致病之由：造成疾病的原因。由，原由，原因。

② 率由家庭多故：大都由于家庭是非多，不和睦。率，大概。

③ 瞽（gǔ 鼓）说：瞎说，胡说。瞽，瞎，目盲。

④ 鸩（zhèn 镇）：传说中的一种毒鸟，羽毛放在酒里可以毒杀人。此处指毒药。

⑤ 不更左乎：不是更错了吗？左，差错。《元曲选》中杨显之的《蒲湘雨》："这厮敢听左了。"

⑥ 卢仝：唐代范阳（今河北涿州）人。隐少室山，自号玉川子，尝为《月蚀诗》，讥元和逆党，讽刺腐败朝政，韩愈称其工。好饮茶，曾作《走笔谢孟谏议寄新茶》诗，句多奇警。此处引用的即该诗中的一段。后于甘露之变时，因留宿宰相王涯家，与王同时遇害。

⑦ "杜甫"四句：既然杜甫的"子璋髑髅"的诗句能够治愈疟疾，那么卢仝的新茶诗就不能够治疗噎膈吗？子璋髑髅，见于杜甫《戏作花卿歌》诗。诗中有

"子璋髑髅血模糊，手提掷还崔大夫"的诗句。 自谓诵此二句疟疾可愈。《杜诗集注》："少陵时有病疟者，少陵谓之曰：'吾诗可疗之。'病者曰：'云何？'少陵谓之曰：'夜阑更执烛，相对如梦寐。'其人诵之，疟犹是也。 少陵曰：'更诵吾诗云：子璋髑髅血模糊，手提掷还崔大夫。'其人诵之，果愈。然则可以感鬼神，信不妄矣。"子璋，即段子璋。 据《旧唐书·肃宗纪》载："上元二年四月，梓州刺史段子璋反，成都尹崔远率将花惊定斩子璋。"《高适传》载："西川牙将花惊定恃勇，既诛子璋，大掠东蜀。"《山谷诗话》载："花卿（花惊定）冢在丹棱县之东馆镇，至今有英气，血食其乡，故子美为之作歌也。"在这首诗中，杜甫公正地评介了花惊定的功过。 髑髅，原指死人的头骨，亦即骷髅。 此处指头颅。 崔大夫，即崔光远。

⑧ "是以反胃"三句：所以出现反胃噎膈之证，虽然责之于脾，其实应归罪于肝。 咎，错。

⑨ "此证"四句：这种病老年人易得，年轻人则不易得；瘦弱者易得，体壮者则不易得。

⑩ 不值一哂（shěn 审）：形容事情很小，不值得一笑。 哂，微笑。

⑪ "一有"句：稍不顺心，就怒不可遏。

⑫ "直欲"句：直想拼命。

⑬ 触忤：冒犯。

⑭ 然乎否乎：（这种说法）是对呢，还是错呢？

⑮ "若噎减"三句：假若噎膈症状减轻，而易怒之症也随之减轻，那么就是横逆的肝木，渐渐地得到平息了。 鸱（chī 吃）张，嚣张，凶暴，象鸱鸟张开翅膀一样。 渐就范围，慢慢地进入圈套。 喻药已中病。

⑯ "有热"两句：有热就用生四物汤，无热就用熟四物汤。 四物汤中，用生地者为生四物汤；用熟地者，为熟四物汤。

⑰ 生熟并用：指四物汤中，既用生地黄，也用熟地黄，生地黄和熟地黄两味药同时都用。

肿 蛊

肿蛊者，脾虚证也。表实里虚之证也。肝木克脾之所致也。《灵枢》中有鼓胀名目，张景岳以为单腹胀者为鼓胀。以外虽坚满，而中空无物，其象如鼓，故名鼓胀。学究按《左氏传》①有云：疾如蛊。如蛊者，非真蛊也，特如之耳。皿虫为蛊。肿蛊病证，表实里虚，如皿之蚀于虫，与虫之义恰合。世俗于此病证，谓之肿蛊，亦与蛊之义恰合。俗言尚不谬也。此证方书之论甚多，张景岳以为惟在气水二字，其说较为切当。至谓病在气分者，当以治气为主，论治凡八条；病在水分者，当以治水为主，论治凡七条，皆误也。所列治气诸方，廓清饮、神香散、百顺丸、排气饮、四磨散、温胃饮、理中汤、八味丸、归脾汤、金匮肾气丸，及所列治水诸方，亦一误而无不误者也。惟谓水证，按之窅而不起②。凡遂按遂起者为气，此说与水证篇相反，与学究意相同。然证为水而不可以治水，证为气而不可以补气，更不可以破气。则辨其是水是气，仍无用之废谈③耳。其余方书，更出景岳下者，尤为废谈，不足辩也。学究以为肿蛊者，脾虚证也。然不可以健脾，健脾则发撑④，肝木克脾之证也。然不可以平肝，平肝则肝愈怒，克脾愈甚，而肿亦甚。治此证者，其惟用独梅汤以敛肝乎。此证虽不必尽因忧愤而成，而成于忧愤者，亦不啻⑤十之五六。他如大病高年⑥，亦常有病此者。要之皆阴虚血亏，肝燥克脾之所致也。脾土最能消水，饮水入胃经，其运化为津液，为汗为溺。真有不言而喻者，但为肝木所克，则困惫而不能运化矣。水停于胃，积而不行，浸淫汎滥⑦，或散于四肢，或涨于胸腹，不过以部位之强弱为先后耳。 水之所至，气亦至焉。 水肿者不能无气，气肿者不能无水。 苦苦分其是气是水，谓自下而下者为水，自下而上者为气。 由外而中者为水，由中而外者为气。 以及心胀、肺胀、肝胀、肾胀，六腑各有胀，皆术士假托轩岐⑧，饰智惊愚⑨之伎俩。 论似精而实凿⑩，与用药疗病，一毫无当⑪者也。 术士有针刺之法，周身针十余孔，孔孔泉出，如瀑布然。 半日而肿消，月余必复作，尚可再针。 针至数次，则孔不合，水常出而病去矣。 术士有利水之剂，鬻药不鬻方⑫，服其药小便骤通，连解数十次而肿消。 肿消后忌食油盐，兼忌油气，不敢近灯，复肿则不治。 然未有不复肿者。 张景岳谓消伐而愈，愈由勉强，愈为假愈，其说诚是⑬。 盖肿虽愈，而所以肿者未愈⑭。 肝水依然克脾，脾土仍不消水也。 用独梅汤以敛肝，敛肝以舒脾，舒脾以消水。 其功用则不然，盖消水与利水异，利水者，溶川散、禹功散、十枣汤，病在脾而治膀胱，失之远矣⑮。 消水者除脾之害，听脾之自消也。 舒脾与补脾异，补脾者，党参、白术、扁豆、山药。 脾方困而更实之，谬之极矣。 舒脾者，予以休息，便其自舒也。 敛肝与平肝异，平肝者，柴胡、青皮、香附、郁金。 肝方虚而更损之，愚之极矣。 敛肝者，肝喜酸，予以酸，酸能敛，肝得酸而自敛也。 肝与脾安其常，故脾与水行所无事，此正景岳所谓愈出自然者也。 但景岳所称屡用屡效者，为薛立斋⑯加减肾气汤，取其峻补命门，以培元气。 学究以为桂、附、参、苓、车前，均非肿盅应用之药，熟地治湿更不相宜。 此等虚证，自学究视之，真时文中之虚缩题，无从著笔者也。 向用独梅汤以敛肝、应手辄效。 因谓其必能治盅，凡遇医士不治之盅证，皆以独梅汤予之。 初服而癃闭开，再服而溏泻止，旬余而肿全消矣。 此学究所屡用屡效者也。 乌梅之功用如此，故不惮逢人说项⑰也。 或问：内伤外感皆能肿，虫亦能盅，独非实证乎？ 曰：内伤之肿，必不止于肿，自有内伤之证在。 治此证者，但治内伤，不必治肿。 外感之肿，亦不止于肿，自有外感之证在。治此证者，但治外感，亦不必治肿。虫蛊之蛊，蛊而不肿，然而非肿蛊也。问：肿蛊之肿，与内伤外感之肿，何以辨？曰：肿蛊之肿，其来也渐，其病也久，沉疴[18]也，痼疾[19]也。非时来暂去之暴证也。问：肿蛊之蛊，与虫蛊之蛊，何以辨？曰：虫蛊能食，且嗜甘美，虫为政也。知其为虫蛊，则知其非肿蛊矣。知虫蛊之非肿蛊，则知肿蛊矣。问：独梅汤能治肿蛊，可以一言而尽，何必如此絮聒[20]？曰：聊为格物穷理之一助云尔[21]。肿蛊愈后，忌食猪头肉、牛马肉，不忌油盐。

●一梅汤

大乌梅（去骨，用净肉，五个）

微煎勿久熬。引用白糖（一两）冲服。

【校注】

① 《左氏传》：即《左传》，亦称《春秋左氏传》或《左氏春秋》。旧传为春秋时左丘明所撰，清代文学家认为系刘歆改编。近人认为是战国初年人据各国史料编成。此书为儒家经典之一。

② 按之窅（yǎo 咬）而不起：按之凹陷而不起。此言水肿症状。窅，深。引申为凹陷。韩愈《剥啄行》："窅窅深堑，其墉甚完"。

③ 废谈：废话。

④ 发撑：撑胀，腹胀满。

⑤ 不啻（chì 斥）：不只，不止。

⑥ 大病高年：指年老久病之人。

⑦ 汎滥：即泛滥。汎，"泛"的异体字。

⑧ 轩岐：黄帝和岐伯。后人常用作《黄帝内经》的代指。

⑨ 饰智惊愚：指借用有权威的东西骗人。

⑩ 论似精而实凿：这种理论，看起来似乎很精确，但实际上却是牵强附会的。凿，穿凿附会。

⑪ 一毫无当：一点用处也没有。

⑫ 鬻（yù 玉）药不鬻方：卖药不卖方。

⑬ 其说诚是：这种说法很对。

⑭ "盖肿"二句：肿虽然消退了，可是造成水肿的病因仍未除。所以肿者，指引起水肿的原因。

⑮ 失之远矣：大错特错。

⑯ 薛立斋：即薛己（约1488—1558），明代医学家。字新甫，号立斋。江苏吴县（今江苏苏州）人。出身世医，父亲薛铠是当时名医，任职太医院。他继承医业，精研医术，闻名于当时。先后任御医及太医院使，通内、外、妇、儿、眼、齿、本草等科，尤精于疡科。著有《内科摘要》《校注外科精要》《校注妇人良方》《校注钱氏小儿药证直诀》《口齿类要》《本草约言》等十余种。后人将他的医案整理成《薛氏医案》，其中包括他的家传经验。

⑰ 不惮逢人说项：敢于逢人就讲它（乌梅）的好处。不惮，不怕，敢于。说项，指替人说好话。唐代项斯为杨敬之所器重，敬之赠诗有"平生不解藏人善，到处逢人说项斯"之句。

⑱ 沉疴：重病。

⑲ 痼疾：经久而不易治的病。

⑳ 絮聒（guō 郭）：絮叨，说话啰嗦。

㉑ "聊为"句：姑且为推究事物的原理而起一定的帮助作用。聊，略，姑且。格物穷理，彻底弄清事物的原理。《礼记·大学》："致知在格物，物格而后知至。"云尔，语气词。

消　渴

消渴，热证也，虚证也，阴虚内热之证也。方书有三消之说。谓大渴引饮为上消，多食善饥为中消，小便淋浊，如脂如膏为下消。上消病在肺，中消病在脾，下消病在肾。治上消者，用人参白虎汤、玉女煎、加减一阴煎；治中消者，用调胃承气汤、三黄丸、三补丸、玉泉散、抽薪饮；治下消者，用知柏地黄丸、大补阴丸，其无火而兼消者，用秘元煎、固阴煎、苓术菟丝丸。学究以为消渴之证多有，消饥之证罕见。至于小便淋浊，即系专证，自当另立专条以治之。此篇专论消渴可也。夫消渴之渴，渴由于热。盖非热不渴，非热亦不消也。热有实热，瘟证之大渴引饮是矣。然其证但可谓之渴，不可谓之消渴。但当治其瘟，亦不必专治其渴。盖其证渴为标，热为本；热为标，实为本。攻其实而热自除，渴自止也。若夫消渴，则渴为标，热为本；热为标，虚为本者也。阴虚于下，火炎于上，急于得水以自救，是以渴。外来之水，不能胜内生之火，是以用白虎汤以治此证，虽能暂救燃眉，然虚者仍虚，热者仍热，则渴者仍渴。王太仆[1]谓寒之不寒，盖惟其寒之，故不寒也。又谓壮水之主，以镇阳光。盖滋之补之，能使虚者不虚，则热者自不热也。不虚不热，而渴止矣。治宜乌梅四物汤，加天花粉，补阴生血，壮水滋肾而兼止渴。渴止则去天花粉，专服四物。服四物者，治其本也。用天花粉者，治其标也。治标之品，不过暂用。治本之剂，必须常服。连服四物十余剂，不惟消渴不作，凡有热证悉愈矣。王太仆谓寒之不寒，责以无水；壮水之主，以镇阳光，本此说以治虚热，甚为允当[2]。奈[3]立论而不立方，知梅学究请以乌梅四物汤补之。乌梅四物汤诚滋阴之主剂，亦可谓治消渴之主剂也。

◉人参白虎汤

党参（二钱）　石膏（五钱）　知母（三钱）　甘草（一钱），加粳米为引。

◉玉女煎

生石膏（三钱）　熟地（五钱）　麦冬（二钱）　知母（一钱五分）　怀牛膝（一钱五分）

◉加减一阴煎

生地（三钱）　白芍（二钱）　麦冬（二钱）　熟地（五钱）　炙甘草（一钱）　知母（一钱）　地骨皮（一钱）

◉调胃承气汤

大黄（三钱）　芒硝（一钱）　甘草（三钱）

◉三补丸

黄连　黄芩　黄柏

水丸，淡盐汤下，此方不可用。

◉三黄丸

黄连　黄芩　大黄

各等分，炼蜜为丸，每服三钱，淡盐汤下。

◉玉泉散

石膏（六钱）　甘草（一钱）

共为末，每服二钱，党参汤送下。

◉抽薪饮

黄芩（一钱）　石斛（一钱）　木通（一钱）　栀子（炒，一钱）　细甘草（三分）　黄柏（一钱）　枳壳（钱半）　泽泻（钱半）

●知柏地黄丸

知母（一两）　黄柏（一两）　山药（一钱）　丹皮（一钱）　熟地黄（一两）　泽泻（一钱）　茯苓（一钱）　山萸肉（一钱）

熟地为膏入，炼蜜为丸。

●大补阴丸

黄柏（炒）　知母（酒炒）　龟板（酥炙）各一钱　熟地黄（九蒸，一两）

上为末，用猪脊髓蒸熟，和炼蜜同捣为丸，每服二钱，空心服，姜盐酒送下。

●秘元煎

远志（炒，八分）　山药（炒，二钱）　芡实（炒，二钱）　枣仁（炒，研，二钱）　白术（炒）　茯苓（各钱半）　炙甘草（一钱）　五味子（十四粒）　党参（二钱）　金樱子（去核，二钱），水煎服。

●固阴煎

党参（三钱）　熟地（五钱）　山药（炒，二钱）　山萸肉（一钱）　远志（炒，七分）　炙草（二钱）　五味子（十粒）　菟丝子（炒，二钱）

●苓术菟丝丸

白茯苓（四两）　白术（米泔炒，四两）　莲肉（去心，四两）　五味子（酒蒸，三两）　山药（二两）　菟丝子（十两）　杜仲（酒炒，三两）　炙草（五钱）　山药为末，酒糊为丸。

●乌梅四物汤

大乌梅（五个） 当归身（炒，五钱） 生白芍（三钱）
大熟地（三钱） 天花粉（三钱） 大生地（五钱）

水煎服。中消去花粉，加甘草（五钱）；下消去甘草，加麦冬（五钱）。

————————

【校注】

① 王太仆：即王冰。唐代医学家。自号启玄子。曾官太仆令，故人称之为王太仆。著有《注黄帝素问》二十四卷。

② 允当：适当，恰当。

③ 奈：无奈，可惜。

咳 嗽

咳嗽有实证，外感风寒、内伤饮食是也。外感咳嗽，必兼表证，如头痛发热，鼻塞声重之类。其致病之由，可以一问而知。果系外感风寒，其脉必浮而有力。治宜散寒而兼止嗽。苏子降气汤去肉桂，加桑皮、杏仁、白芥子，最为相宜。内伤咳嗽，必兼里证，如胸胁胀满、吞酸嗳腐之类。其致病之由，亦可以一问而知。果系内伤饮食，其脉必沉而有力。治宜消食而兼止嗽。六安煎合小承气汤最为相宜。此等咳嗽，均系实证。避寒减谷，可以不药而愈①。若用药，亦不过一二剂，即全愈矣。咳嗽有虚证，老年气衰，妇人血亏是也。老年气衰之人，咳嗽者居多。 每遇秋凉，咳嗽即作。 痰涎壅盛，或兼喘促，然无他证，其脉必不浮。 切不可妄用散药。 此证由于肾虚，肾虚则不纳气，而气上逆，是以喘促。 痰随气升，是以痰涎壅盛，其标在肺，其本在肾。 惟金水六君子汤加乌梅最为相宜。 党参，肺经药也。 熟地、当归，肾经药也。 咳嗽则气散，须加乌梅以敛之。 四味宜重用。 至于陈皮、法夏，不过借以疏通道路，五分足矣。 妇人血亏，多患干咳，夜间尤甚。 若再加重，则为骨蒸痨热②。 倘误认以为外感，施以散药，则失之远矣。 凡病此者，咳嗽为标，阴虚为本。 其脉必不浮，且无力。 此证不必治嗽，但滋阴而嗽自愈。 四物汤去川芎加乌梅，最为相宜。 须大其剂，有热则加麦冬，有寒则加生姜可也。 此等咳嗽，均系虚证。不早施治，则血因痰而耗，气因嗽而损。 气血两虚，则变证丛生矣。 然使误为实证，妄用化痰降气药品，如胆星、沉香之类，必至嗽不止而喘更甚，其害有不可胜言者。 司命者③辨别虚实，诚为至要也④。 又有外感咳嗽，而兼气虚者，嗽即遗溺，无论老幼男妇皆有之。 其脉必浮而无力，治宜补中益气汤，加桑皮、杏仁、川贝，生姜为引。 盖补中益气汤有补、有升、有散，加以治痰药品，于嗽证甚相合也。 又有内伤咳嗽，似虚而实者，老年宿食多有之。 所吐之痰，稠而且多。·吐出胸膈略快，实证也。 有余之证也。 胃有停滞，饮食入而不化，皆变为痰也。 予常患此，本宜以六安承气汤下之，然服礞石滚痰丸一二钱，溏泻一二次，则胸膈宽舒，痰嗽立止。 宿食既去，新进饮食，亦能消化矣。 以二陈汤送服尤妙。 此必痰涎稠黏，胸膈胀满，脾脉沉取有力。 查系实证，乃可用耳。 又如小儿偶感风寒，亦有患咳嗽者，加味二母汤甚效。 又有肺热为风寒所束，咽痛干嗽者，萝卜茶甚效。 痰嗽病证，患者甚多，表里、虚实、寒热，兼而有之。望闻问切之法，缺一不可，要之见痰休治痰，治其所以痰而嗽自止⑤，斯⑥为善于治痰耳。

●苏子降气汤

苏子（炒，研，三钱）　法夏（研，三钱）　前胡（二钱）归身（炒，五钱）　陈皮（二钱）　川朴（捣，二钱）　桑皮（炙，二钱）　杏仁泥（二钱）　白芥子（炒，研，二钱）甘草（一钱）　生姜（三片）为引。

●六安煎合小承气汤

陈皮（二钱）　法夏（研，二钱）　茯苓（二钱）　杏仁泥（二钱）　川朴（捣，二钱）　枳实（炒，三钱）　白芥子（炒，研，二钱）　川大黄（酒浸，三钱）　甘草（一钱）　生姜（三片）为引。

●金水六君子汤

党参（五钱）　归身（炒，五钱）　熟地（五钱）　陈皮（五分）　法夏（五分）　茯苓（一钱）　炙草（一钱）　大乌梅（五个）　生姜（三片）为引。

●乌梅四物汤

大乌梅（囫囵，五个）　当归身（炒，七钱）　熟地（五钱）　白芍（醋炒，三钱）

合十剂为一料，煎熬成膏，朝夕冲服，红糖为引。

●补中益气汤

党参（五钱）　白术（三钱）　黄芪（蜜炙，三钱）　陈皮（一钱）　归身（炒，三钱）　升麻（蜜炙，五分）　柴胡（一钱）　桑皮（蜜炙，二钱）　川贝（去心，研，二钱）　杏仁泥（二钱）　炙草（一钱）　生姜（三片）为引。

●礞石滚痰丸

礞石　大黄　黄芩　沉香

每服一钱，二陈汤送下。

●二陈汤

陈皮（一钱）　法夏（一钱）　茯苓（一钱）　甘草（一钱）

生姜（三片）同煎。

●萝卜茶

辣萝卜（四两）切细丝盛碗内，放壶口上熏热，白糖（一两）为引，滚水冲服。

●二母汤

知母（二钱）　川贝母（去心，研，二钱）　苏子（炒，研，二钱）　白芥子（炒，研，二钱）　杏仁泥（二钱）

水煎服，冰糖为引。

【校注】

① 不药而愈：不治而愈，不服药而自愈。药，治疗；作动词用。

② 骨蒸痨热：骨蒸，形容其发热自骨髓透发而出。症见潮热，盗汗，喘息无力，心烦少寐，手足心热，小便黄赤。因系阴虚内热所致，属劳瘵之类，故又称骨蒸痨热。治宜养阴清热，常用秦艽鳖甲散、清骨散等方。

③ 司命者：司掌性命的人。此指医生。

④ 诚为至要也：实在是太重要了。

⑤ "要之"二句：重要的是不要见痰就去治痰，而要治其生痰之源。这样咳嗽

就会自然而愈。也就是治病必须治本之意。治其所以痰，是指治其生痰之源，也是根除产生痰的原因。

⑥ 斯：这，此；作代词。

痰　饮

痰饮，虚证也，寒证也。视咳嗽吐痰之有虚有实，有热有寒者不同，故须于咳嗽之外，另立专条，庶几①临证立方，不至混于所施也。其证胸腹膨满，渥渥②有声，呕吐清痰，与鸡子清相似。凡痰皆出于肺，痰饮亦然，然肺乃痰饮所出之途，非痰饮所生之地也。痰饮之生，生于胃者也。饮食入胃，脾胃健壮者，销之磨磨，运之化之，遂变而为气为血，以滋润五脏六腑，灌溉五官百骸。故曰：脾胃者，水谷之海也。脾胃虚弱者，得水谷而不能运化，停积胃中，由酸而腐，渐次蒸变，蒸变而稠浊者为痰，蒸变而清稀者为饮。水谷变而为痰饮，则气血不日增而日减，脏腑官骸，势必愈虚愈弱矣。是宜健脾。然专用健脾药，亦往往不效。脾属土，须得肾火以生之。肾火者，脾土之元神也。是宜暖胃。然而犹有进。脾属土，最畏肝火以克之。肝木者，脾土之忌神也。治痰饮者，健脾、暖胃、敛肝，盖缺一不可矣。宜六君子汤，重加乌梅，送四神丸。六君子汤，健脾者也。四神丸，暖胃者也。乌梅，敛肝者也。此筹思再四，曾施而已效者也。何不用附子理中汤？曰：痰饮乃微寒，附子燥热，不如四神丸之温和也。何不用金水六君子煎？曰：痰饮乃湿证，熟地、当归皆润药，用润药以治湿证，如以水济水，适以增其泛滥也。肝木克脾，何不用柴胡以平肝？曰：肝无实证，肝之克脾，非肝之有余，乃肝之不足，宜补不宜平，宜敛不宜散。柴胡者构衅激变③之凶人，而乌梅者，排难解纷④之佳士也。方书治痰饮，多系地黄丸，否则肾气丸。用地黄以补肾，独不虑地黄之且湿乎？用车泽以利水，水在膀胱者可利，水在脾胃者可利乎？既用熟地以生水，又用车泽⑤以利水，人赞其一补一泻，予惜其一前一却⑥，诸用皆不效。不但⑦为痰饮之标禁药也。

●六君子汤

党参（五钱）　白术（三钱）　茯苓（二钱）　陈皮（一钱）　法夏（一钱）　炙草（一钱）　乌梅（五个）

姜（三片），枣（二枚）为引。

●四神丸

吴茱萸（一两）　肉豆蔻（二两）　补骨脂（四两）　五味子（二两）

共为细末，用大枣百枚、姜八两，煮熟取肉，捣丸桐子大，每服一钱五分。

【校注】

① 庶几：大概，或许。

② 渥渥（wò 握）：湿盛。

③ 构衅激变：挑拨离间，惹事生非。此谓柴胡药性不平和，用之须当心。

④ 排难解纷：排除困难，解除纠纷。此谓乌梅药性平和，使用起来，不仅安全，而且效果良好。

⑤ 车泽：指车前子和泽泻二味中药。

⑥ 一前一却：一进一退。此处是讲，熟地补水，车前子和泽泻利水，将它们合用，既补水又利水，等于进进退退，止步不前。形容用药不当，没有疗效。

⑦ 不但：不仅，不只。

喘　促

喘促病证，方书以为有实有虚。实喘者有邪，邪气实也。虚喘者无邪，正气虚也。实喘者气长而有余，虚喘者气短而不续。实喘者其责在肺，为寒为热，为气为痰。因寒而喘者，治宜六安煎加苏子，因热而喘者，治宜桑白皮汤，或抽薪饮；因气而喘者，察系实痰，治宜二陈汤、导痰汤、滚痰丸；察系虚痰，治宜六君子煎、金水六君子煎。以上诸方，皆治实喘者也。虚喘者，其责在肾。但察其外无风邪，内无实热而喘者，即系虚喘之证。悉宜以贞元饮主之。此外如大营煎、小营煎、大补元煎，俱可择用。若兼寒者，以右归饮、右归丸主之。若脾肺气虚，上焦微热微渴者，宜生脉散主之。但气虚而无热者，惟独参汤为宜。以上诸方，皆治虚喘者也。此《景岳全书》中，治喘促之大法，皆可取则①者也。学究以为实喘病证，寒热气痰之外，时疫中亦间有之。《广温疫论》②所谓夹喘哮者是也。此证不必治喘，但治疫而喘自止。若于治疫药中，加川贝、蒌仁、淡豉、桑皮，疫喘并治，法更精密。此亦实喘之一证也。然实喘者少，虚喘者多，实喘诸方，临证加减，亦易于取效。最难治者，惟虚喘耳。如衰老之人，怯弱之人，大病之后，大劳之后，妇人经期之后，产育之后，每有患此证者。此证原系气血两虚，然其间不无轻重之殊③。气虚之甚者，治宜独参汤合独梅汤。独参汤补气补阳，功力甚大。但恐其升提太甚，阴气将竭者，用之尚有可虞；若与独梅汤并用，升提之中，加以收敛，当阴阳将脱之候，得阴阳交济之功，真能转危为安，于喘促病证，尤为相宜也。血虚之甚者，治宜贞元饮合独梅汤。贞元饮滋阴生血，功力亦甚大。但恐其泛滥无归，且恐病喘者之虚不受补耳。乌梅酸敛，予谓其敛肝，本草谓其敛肺，观其能消痈口胬肉，知乌梅固以敛为宗者也。喘则气散，用乌梅以敛之，正合《内经》散者收之之义。贞元饮中加以乌梅，无虑虚不受补，而纯阴之剂，亦得所主宰矣。若欲阴阳双补，自可三方合用。然喘促病证，阳虚者少，阴虚者多。肾水亏极，虚火上炎，灼及肺金，是以喘促。壮水之主，以镇阳光。贞元饮允④为喘证主剂。此证最为危候。医者病者，皆宜慎之。

●苏子六安煎

陈皮（二钱）　法夏（研，二钱）　茯苓（二钱）　苏子（炒，研，二钱）　杏仁泥（二钱）　甘草（一钱）　白芥子（炒，研，二钱）

姜（三片）为引。

●桑白皮汤

炙桑皮　法夏（研）　苏子（炒，研）　黄芩（生）　杏仁泥　山栀子（炒）　川贝母（去心）　黄连（捣）各一钱

姜（三片）为引。

●廓清饮

枳壳　川朴　大腹皮　白芥子　茯苓　泽泻　陈皮　莱菔子

分量酌用，水煎。

●莱菔子汤

莱菔子（炒，研，五钱）

●导痰汤

法夏（研，二钱）　陈皮（二钱）　茯苓（二钱）　炙草（一钱）　胆南星（一钱）　枳壳（炒，二钱）

姜（三片）为引。

●金水六君子煎

党参（三钱）　归身（炒，三钱）　熟地（三钱）　陈皮（二钱）　法夏（研，二钱）　茯苓（二钱）　炙草（一钱）

姜（三片），枣（二枚）为引。

●贞元饮

大熟地（一两）　当归身（炒，七钱）　炙甘草（三钱）

姜（三片）为引。

●大营煎

当归身（炒，五钱）　炙甘草（二钱）　大熟地（七钱）　怀牛膝（一钱）　枸杞子（二钱）　肉桂（一钱）　杜仲（炒，二钱）

●小营煎

当归身（炒，五钱）　熟地（七钱）　白芍（醋炒，三钱）　枸杞（二钱）　山药（三钱）　炙甘草（一钱）

●大补元煎

当归身（炒，五钱）　党参（五钱）　熟地（五钱）　怀山药（炒，二钱）　杜仲（炒，二钱）　山萸肉（一钱）　枸杞（二钱）　炙甘草（一钱）

●右归饮

熟地（五钱）　山药（炒，二钱）　枸杞（二钱）　杜仲（姜炒，二钱）　肉桂（一钱）　制附子（一钱）　山萸肉（一钱）　炙甘草（二钱）

●右归丸

鹿角胶（炒珠，四两）　大熟地（八两）　山萸肉（炒，三两）　当归身（炒，三两）　菟丝子（制，四两）　制附子（二两）　山药（四两）　枸杞（炒，四两）　杜仲（姜炒，四两）　肉桂（二两）

先将熟地蒸烂杵膏，加炼蜜为丸，滚白汤下，每服三钱。

●生脉散

麦冬（去心，二钱）　党参（五钱）　五味子（一钱）

●四七汤

半夏（制，一钱半）　茯苓（一钱二分）　苏叶（六分）厚朴（九分）　姜（七片）、枣（二枚）为引。

●独参汤

党参（二两）

●独参汤合独梅汤

党参（一两）　大乌梅（五个）

●贞元饮合独梅汤

大熟地（一两）　炙甘草（三钱）　当归身（炒，七钱）

大乌梅（囫囵，五个）

　　姜（三片）为引。

●贞元饮合参梅汤

　　大熟地（一两）　炙甘草（三钱）　当归身（炒，七钱）
大乌梅（囫囵，五个）

【校注】

① 取则：取为法则，作为准绳。

② 《广瘟疫论》：医书名。清人戴天章撰。四卷，附方一卷。戴氏取《瘟疫论》予以增补、删改，辨明瘟疫与伤寒之不同，特别是早期证候的鉴别。

③ 不无轻重之殊：不是没有轻重的差别。殊，悬殊、差别。

④ 允：确定，的确。

呃　逆

　　呃逆有实有虚。实者，寒与热、与痰、与疫是也。寒证呃逆，或因风寒之外感，或因生冷之内伤。寒凝气阻，皆能致呃。治宜橘皮汤、甘草干姜汤或理中汤加丁香，去其蔽抑之寒①，而呃自止。热证呃逆，因胸膈有滞，脾胃有火，上冲而呃逆。治宜安胃饮，降其火而呃自止。痰证呃逆，因痰结于胸，丹田之气，不能上升而然。治宜加味二陈汤，消其痰而呃自止。说见《辨证奇闻》②。疫证呃逆，因应下失下，邪热与燥粪结滞下焦而然。治宜承气汤。瘟疫传里后，凡见呃逆，即当下之，下之不止，按其脐腹有硬痛拒按处，仍当下之。 有下至十数次方止者，说见《广瘟疫论》。 以上方诸证，皆呃逆中之实证也。 更有似实而实虚者，如气滞之呃，因郁而成；气逆之呃，因怒而成。 此非气之有余，乃气之不足也。 误用破气、降气、排气、行气之药，势必增剧。 惟六君子汤加柿蒂、乌梅。 最为相宜。 其他偶然之呃，气顺则止，本不必治。 至若③大病未瘥，忽患呃逆，此乃大虚之为候。 景岳以为最危之证，惟大补元煎及右归饮，庶几可救。《医学心悟》④亦云：大病中忽见呃逆，是为土败木贼⑤，是为胃绝。 其证多难治。 然以独参汤合独梅汤，大剂予之，犹可挽回也。

●橘皮汤

橘皮（五钱）　生姜（五片）

●甘草干姜汤

炙甘草（一两）　干姜（炮，二钱）

●理中汤

党参（三钱）　白术（炒，二钱）　干姜（炒，一钱）　丁香（五分）　炙甘草（二钱）

●安胃饮

陈皮（二钱）　山楂（炒，三钱）　麦芽（三钱）　木通（一钱）　泽泻（一钱）　黄芩（生，二钱）　石斛（二钱）

●加味二陈汤

陈皮（二钱）　法夏（研，二钱）　茯苓（二钱）　党参（二钱）　炙草（二钱）　川朴（捣，二钱）

【校注】

① 蔽抑之寒：寒邪凝滞，容易蒙蔽清阳，抑制阳气的升发，阻遏气血的流畅。

② 《辨证奇闻》：医书名。原名《辨证录》，为清代陈士铎述（托名岐伯、张仲景所传）。全书十四卷（附《脉诀阐微》一卷），为综合性医书。包括内、外、妇、儿等各科疾病证治，分伤寒、中寒、中风等 126 门，700 余证，每证详列病状、病因、立法、处方及方剂配伍，说理明白易懂，析证简要中肯，用药灵活切病，颇多经验之谈，有较高的临床价值。该书后世刻本颇多，有些书商将其改为《辨证冰鉴》。清代钱松将其删定为十卷本，改名为《辨证奇闻》。

③ 至若：至于。连词。

④ 《医学心悟》：医书名。清代程国彭撰于 1732 年。全书共 5 卷。卷一总述四诊八纲及汗、吐、下、和、温、清、补、消八法的理论、法则及其在临床上的应用。卷二阐述《伤寒论》的理论和证治。卷三至卷五分述内、外、妇产、五官等科的主要病证的辨证论治，每证分别论述病原、病状、诊断和治法。全书分类清楚，论述简要，选方实用，并有个人自拟经验方，对后世医家有较大影响。新中国成立后有影印本。

⑤ 土败木贼：肝木旺盛，乘脾胃之土，引起脾胃虚弱，称为"土败木贼"。

怔　忡

怔忡者，血虚证也。方书以为有心、脾、肝、肾之分。心本于肾。治此证者，速宜滋培根本。命门水亏，真阴不足而怔忡者，宜左归饮。命门火亏，真阴不足而怔忡者，宜右归饮。

若水亏火盛，烦燥热渴而怔忡者，宜二阴煎，或加减一阴煎。 此皆补肾之剂也。 心、脾、肝、肾俱虚而为怔忡者，宜七福饮。此各脏兼补之剂也。 他如大补元煎、大营煎、逍遥饮、益荣煎，亦皆治怔忡之补剂。 此方书治怔忡之大略也。 学究以为怔忡病证，其证在心，其病在肝，而总由于血虚。 血虚不能养心，更有劳心之事以耗血，主人翁应接不暇，而怔忡之证成矣。 其证心胸筑筑振动①，惶惶惕息②，甚则躁扰不安，虚烦不寐。 治此证者，以补血为主。 补血之要，在于补肝。《笔花医镜》③云：乌梅，补肝之猛将也。 乌梅四物汤，与此证甚属相宜。 麦冬、熟枣仁可以加入，梅子仁亦尚可用。 若曾经过夏，气味如油瓢核桃者，用之转无益而有损。 他如远志辛散，菖蒲香窜，本草谓其补心，予谓其能开心窍，实损心气，非补性也。 方书谓黄连与肉桂同用，能使心肾交于顷刻。 予见用者不少，非误于肉桂之热，即误于黄连之寒，未见其能交心肾也。 此证之由，不在心肾之不交，而在阴血之不足。 盖尝论之，心之象如灯，血则灯之油也。 油不足则灯朴然，血不足则心妄思。 思所不必思，思所不当思，精骛八极，心游万仞④，虽操之而不能存义也，病为之也。 治此证而用热药，如以火济火，锡鏷必有熔化之虞⑤。 治此证而用凉药，虽能扑减其火，恐火熄而灯亦烬矣。 是宜添油，是宜补血。 乌梅四物汤，诚滋阴养血之主剂，亦即可为治怔忡之主剂也。 惊悸之证，以及大惊猝怒，其致病之由，与怔忡稍异。 其旋治之宜，与怔忡略同。 前方可择用也。

●右归饮

大熟地（五钱） 怀山药（炒，二钱） 山萸肉（一钱）甘枸杞（二钱） 杜仲（姜炒，二钱） 炙甘草（二钱） 制附子（一钱） 肉桂（一钱）

◉左归饮

大熟地（五钱）　怀山药（二钱）　山萸肉（一钱）　甘枸杞（二钱）　云苓（二钱）　炙甘草（二钱）

◉二阴煎

生地（三钱）　麦冬（一钱）　枣仁（炒，二钱）　生甘草（一钱）　黑参（一钱）　黄连（一钱）　茯苓（一钱）　木通（一钱）

灯心、竹叶为引。

◉加减一阴煎

生地（二钱）　白芍（二钱）　麦冬（二钱）　熟地（三钱）　炙甘草（一钱）　知母（一钱）　地骨皮（一钱）

◉七福饮

党参（五钱）　大熟地（五钱）　当归身（炒，五钱）　白术（炒，五钱）　枣仁（炒，二钱）　远志（五分）　炙甘草（一钱）

◉逍遥饮

当归身（炒，五钱）　白芍（醋炒，三钱）　大熟地（五钱）　酸枣仁（炒，二钱）　茯神（二钱）　远志（五分）　陈皮（一钱）　炙甘草（一钱）

◉益荣煎

党参（三钱）　白芍（醋炒，一钱）　柏子仁（炒，去油，一钱）　枣仁（炒，二钱）　黄芩（炙，三钱）　茯神（二钱）

远志（五分）　紫石英（研，二钱）　归身（炒，三钱）　木香（五分）　甘草（一钱）

姜（三片），枣（二枚）为引。

【校注】

① 筑筑振动：心通通直跳。筑，古代击弦乐器，形似筝，颈细而肩圆，有十三弦，弦下有柱，弹奏时，左手按弦的一端，右手拿竹尺击弦发音。此处借以比喻怔忡之症，心脏跳动之声。

② 惶惶惕息：心中害怕，惊恐不安的样子。

③ 《笔花医镜》：医书。清代江涵暾撰于1824年。江氏字笔花；医镜，言可供借鉴之意。全书共四卷。卷一总论四诊八纲、伤寒、时疫诸证，卷二是内科诸证，卷三是儿科，卷四是妇科。内容简要，流传甚广。新中国成立后有排印本。

④ 精鹜八极，心游万仞：此处喻指病人心神不宁、精神恍惚的样子。精鹜，受惊飞起的水鸟。八极和万仞，言范围之大，泛指天地间。

⑤ "锡檠"句：锡制灯具也有熔化的危险。檠（qíng 晴，又读 jìng 静），灯具。虞，忧患。此处引申为危险。

不寐

不寐热证也。有实热、有虚热。实热蕴积于中，必见诸实证，不寐特征之微者耳。虚热发热于外，必见诸虚证，不寐即证之著者也。予五十四岁时，病瘟疫，六昼夜不能寐，此实热之不寐也。先服三消饮，用大黄三钱，曾下数次，实热未尽，宜再下而不敢，是以仍不能寐，头痛不减，加以舌痛不能言，用热水熏之，则痛暂止，病中神昏，疑为假热。欲服肉桂，赖友人任玉如劝止，幸未服。适友人侯炳菴闻病至视，谓予曰：瘟疫舌本强者，痰也。视舌下果有痰泡，大如鸽卵。刺之，所泄皆痰。坚谓系内热之极。宜急下、大下、屡下，大黄须用至一两。如不敢一次用，可分作两次用。人皆惮①于用大黄，不知大黄之性，正自柔和。果系实证，宜服大黄五钱者，即予以七钱，不过多下两次耳，岂其多下两次即虚脱乎？且以酒浸之，使清上焦之热，则攻泻之力更缓。若重用甘草以缓之，虽服大黄，直不泻矣。可知大黄之性，固甚柔和也。予恪遵②教言，用姜贝养荣汤合小承汤服之，所下粪与痰相兼。再服一剂，所下皆痰。一日凡下七次，实热全消，诸证悉去③，能成寐矣。此次病证之瘥，全赖友人之力。予生平寡交④，友人甚少，然遇事得友人匡救⑤之处正多也。若夫虚热不寐，更属予之惯病。五十始衰，此证更甚，但有劳心之事即不寐。晚夕多言，亦不寐。方书中归脾汤、寿脾煎、三阴煎、五君子煎、养心汤、酸枣仁汤、天王补心丹，服之皆有效。然亦仅耳⑥。惟于三才膏中，重加乌梅，临睡之先，每服一匙，白糖为引，合目即成寐矣。卢生之游仙枕⑦，恐尚无此神奇也。盖不寐之证，神气散也，乌梅以敛之；阴血燥也，熟地以滋之；虚火上炎也，天冬以清之。天冬尚嫌太寒，易以麦冬，更为相宜。用党参者，取其以阳济阴，视熟地减半可矣。与两仪膏之阴阳双补。分两适均者，用意固自不同，略为增减，即功力迥殊⑧也。年来究心医理，择古人成方，伸之缩之⑨，自服辄效⑩。谁道山翁拙于用⑪也？能康济自家身⑫。三才膏重加乌梅，导我于黑甜乡中⑬，其亦康济之一端乎！

●归脾汤

党参（二钱）　炙芪（二钱）　白术（二钱）　茯苓（二钱）　枣仁（二钱）　远志（一钱）　归身（一钱）　木香（五

分）　甘草（炙，五分）

龙眼肉（七枚）为引。

●寿脾煎

白术（三钱）　归身（二钱）　山药（二钱）　枣仁（炒，一钱半）　炙草（一钱）　莲肉（炒，去心，二十粒）　远志（三分）　干姜（一钱）　党参（一两）

●三阴煎

当归身（炒，三钱）　怀熟地（五钱）　炙甘草（一钱）醋白芍（二钱）　枣仁（炒，二钱）　党参（五钱）

●养心汤

归身（五钱）　生地（三钱）　熟地（三钱）　茯神（一钱）　炙甘草（一钱）　党参（三钱）　麦冬（三钱）　枣仁（炒，二钱）　五味子（十五粒）　柏子仁（二钱）

灯芯、莲心少许煎服。

●五君子煎

党参（五钱）　白术（三钱）　茯苓（二钱）　干姜（一钱）　甘草（一钱）

●酸枣仁汤

枣仁（一钱）　远志（一钱）　黄芪（一钱）　白茯苓（一钱）　莲肉（一钱）　当归（一钱）　党参（一钱）　茯神（一钱）　炙甘草（五分）　陈皮（五分）

生姜（三片）、大枣（二枚）为引。

●天王补心丹

　　生地（酒浸，四两）　　人参（五钱）　　黑参（炒，五钱）
丹参（炒，五钱）　　茯神（五钱）　　桔梗（五钱）　　远志（五
钱）　枣仁（炒）　天冬（一两）　麦冬（去心，一两）　当归
（酒洗，一两）　五味子（炒，一两）　柏子仁（炒，去油，一
两）

　　蜜丸、朱砂为衣，灯芯汤下。

●三才膏

　　大熟地（八两）　　潞党参（四两）　　麦门冬（二两）
　　大乌梅（四十个），煎一沸，去核，合前药同煎，取汁成膏，
早晚服，白糖为引。

【校注】

① 惮：害怕，惧怕。

② 恪〔kè 克〕遵：谨遵。恪，谨慎，恭敬。

③ 诸证悉去：各种病证全部消除。悉，全部。去，除。

④ 寡交：不善交往。

⑤ 匡救：帮助和救济。匡，帮助，辅助。

⑥ 然亦仅耳：然而也只能如此。是说用方书中的归脾汤等方剂治疗不寐，虽然
　　有效，但不能根除。仅，只，不过。

⑦ 卢生之游仙枕：在唐·沈既济《枕中记》中，写卢生在邯郸旅店里遇见道士吕
　　翁，自叹贫困。道士借给他一个枕头，要他枕着睡觉。这时店家正煮小米
　　饭。卢生入睡后，在梦中享尽了荣华富贵，一觉醒来，小米饭还没有煮熟。
　　此处就是用的这个典故。游仙枕，即指那道士借给卢生睡觉的枕头。

⑧ 迥殊：大不相同，差别很大。

⑨ 伸之缩之：指对古人方剂加减化裁。

⑩ 自服辄（zhé 哲）效：自家服用，总是取效。 辄，总是。

⑪ 拙于用：没才能，没派用。

⑫ 康济自家身：即自我保健、自家医疗之意。

⑬ 导我于黑甜乡中：引我入梦乡。 导，引导。 黑甜，酣睡。 苏轼《发广州》诗："三杯软饱后，一枕黑甜余。"张元干《赋漳南李几仲安斋》诗："先生睡美黑甜处，那闻钟鼓朝鸣楼。"

中　风

病证有因风而得，遂以风名。 因而误作风治者，方书中之中风是也。 其证忽而昏愦①，猝然仆倒，此厥逆也。 方书谓之中风。 厥回之后，有舌强不语者，有半身不遂者，此瘫痪也。 方书亦谓之中风。 且有中经、中络、中脏、中腑之语，援引经络脏腑之证以实之。 不思风之伤人，过而不留，非若箭之中物，常著于物也。 其见证也，以脏腑之强弱分轻重，非专入某脏某腑，常存于某腑也。 盖尝②论之，人身之气血，主气也。 外来之风寒，客气也。 气血两虚，不能与风寒相敌，骤膺风寒③，客气进而主气退，则厥逆之证成矣。 迨④至厥回，即系主气来复，其年力尚壮者，动履⑤犹能如常。 若年力已衰，则肢体依然，而气血不能充周，于是乎瘫痪之证成矣。 此证名之曰风，得半失半，尚属有因，名之曰中风，以讹传讹，已属失当，至用散风汤剂，直系一误再误，愈误而愈远矣。 盖此证有因风而成者，有不因风而成者，统而名之曰风，是得半失半也。 中风名目，始于张仲景之《伤寒论》，其证寒热间作，特表证之轻者耳。 此证气血两虚，实里证之重者也。彼曰中风，此亦曰中风，是以讹传讹也。用桂枝汤以治感冒，温散太甚，轻病治成重病，用续命汤以治厥逆瘫痪，意欲散风，所散者皆几希⑥仅存之元气，续命而命绝矣。立方之误，固至此乎！予谓治此证者，须将中风二字，一笔抹煞，不泥⑦中风名目，自不用续命汤剂。当厥逆时，则专治厥逆，当瘫痪时，则专治瘫痪。用药方有道路耳。

【校注】

① 昏愦（kuì 愧）：昏乱，糊涂，神志不清醒。

② 尝：曾经。

③ 骤膺风寒：卒然感受风寒。膺，承受。此处引申为感受。

④ 迨（dài 带）：等到。

⑤ 动履（lǚ 吕）：行动。

⑥ 几希：很少。

⑦ 不泥：不拘泥。

厥　逆

厥者尽也。三阴之中有厥阴，如易家之所谓老阴①。阴极阳生，阴之将尽，故谓之厥。厥逆者，气之骤尽。故亦谓之厥。逆者气不顺也。方书中厥逆名目，不下数十。术士假托言杂而庞，徒骇听闻，无关疗治。予谓厥逆病证，宜以两言概之：曰实曰虚。当忽而昏愦、猝然仆倒之时，其责专在于气。实证厥逆，气之闭也。虚证厥逆，气之脱也。气之闭者，或由于食，或由于热，而总由于痰。盖食能生痰，热能生痰。痰壅则气闭，气闭则厥成矣。气之脱者，或因风寒之外逼，或由情欲之内伤，而总由于气虚。气虚由于血虚。血者气之体，气者血之用。体亏则用废，血亏则气惫②。骤膺摧折，惫不能堪，则气脱而厥成矣。气闭而厥，其证牙关紧闭，肢体强直，气体皆著实象，宜用平安散吹鼻，以通其气。用生姜汤灌之，以清其痰。用生姜汁合莱菔汁灌之，以清其热。俟③其厥回，随证施治。如痰涎壅盛，胸胁胀满，大便闭结者，宜二陈汤合小承气汤下之。痰盛则重用二陈，食盛则重用承气。其目赤唇干，烦燥发渴者，热盛也。前方加知母、黄芩，甚则黄柏、黄连，此治实证厥逆之大略也。气脱而厥，其证手撒眼合，自汗流涎，气体皆著虚象。宜淬烈火于醋中，熏其鼻以收其气。灌以生姜汤，以暖其胃而清其痰。速煎独参汤合独梅汤，俟其厥回，急服之以防再脱。六君子汤，参术补气者也；二陈理痰者也。可暂用金水六君子煎，补肺补肾，而兼理痰，治痰且治所以痰者④也。可多服加味两仪膏，阴阳双补者也。宜朝夕常服。有痰则以陈皮为引，有热则以麦冬为引，有寒则以生姜为引。寒甚则酌加桂附，此治虚证厥逆之大略也。予论怔忡，尝以灯为喻⑤矣。兹论厥逆，请以转灯为喻可乎？人之一身，气与血而已。血者，灯之油也；气者，灯之焰也。五官百骸，灯之人物也。人物何以能行？焰催之也。官骸何以能运？气鼓之也。油足则焰旺，而人物之行也速。血足则气旺，而官骸之运也灵。焰之偶息⑥，则人物之行俱息矣。气之偶息，则官骸之运行俱息矣。虚证厥逆，殆类此⑦乎？若夫实证厥逆，在年壮体强之人，不过偶然气阻，停醒片刻，即自甦苏，看似惊人，其实无虞⑧。如无他证，可以勿药⑨也。

●二陈汤合小承气汤

陈皮　法夏　茯苓　炙甘草　川大黄　川朴　枳实

分量随证加减，生姜（五片）为引。

●独参汤合独梅汤
党参（一两）　大乌梅（十个）

●六君子汤
党参（五钱）　白术（炒，三钱）　茯苓（二钱）　炙甘草
（二钱）　陈皮（二钱）　法夏（二钱）　大乌梅（五个）

生姜（五片）为引。

●金水六君煎
党参（五钱）　怀熟地（五钱）　当归身（炒，五钱）　陈
皮（一钱）　法夏（一钱）　茯苓（一钱）　炙甘草（一钱）
大乌梅（囮囵，五个）　白术（炒，一钱）

生姜（五片）为引。

●加味两仪膏
党参（八两）　熟地（三两）　归身（炒，三两）　黄芪
（炙，三两）　大乌梅（四十个）煎

一沸去核，合前药同煎成膏，冲服。

【校注】

① 如易家之所谓老阴：《易经》象数之学以九为老阳，六为老阴；七为少阳，八
　为少阴。 以奇偶言之，三为奇，二为偶。 三奇为老阳，三偶为老阴；一奇两
　偶为少阳，两奇一偶为少阴。 易家，疑为"易象"之误。 易象，即《易经》
　象数之学。

② 气惫（bèi 备）：气虚。 惫，疲乏。 引申为衰少。

③ 俟（sì 四）：等待。

④ 治所以痰者：治生痰之源。所以痰者，指引起痰的根本（原因）。

⑤ 尝以灯为喻：曾经拿灯作比喻。

⑥ 焰之偶息：火焰一旦熄灭。息，通"熄"。

⑦ 殆类此：差不多与此相同。殆，差不多。类此，与此相同。

⑧ 无虞：没有危险。

⑨ 勿药：不须治疗。药，作动词，治疗。

瘫痪

瘫痪，气血两虚之证也。有因厥逆而成者，有因颠踬①而成者，有因风寒而成者，有因喜怒而成者。致病之因，万有不齐②。然气血两虚，则病之本也。朱丹溪谓半身不遂，大率多痰。在右者兼属血虚，宜四物汤加竹沥姜汁；在左者兼属气虚，宜二陈汤、四君子汤，加竹沥姜汁。张景岳谓筋缓者，当责其无气；筋急者当责其无血。无血者宜二阴煎，或大营煎、小营煎之类主之。无气者宜五福饮、四君子汤、十全大补汤之类主之。学究以为但属虚证，即系气血两虚，未有血虚而气不虚者，未有气虚而血不虚者。然气虚者暴亡，故气虚之害，甚于血虚。血虚者渐灭，故血虚之证，多于气虚。凡虚证之迁延岁月，容待医治者，皆气虚稍轻，而血虚更甚者也。如果气虚之甚，则一厥不回，竟成脱证矣。其厥而仍回者，真气犹有根蒂也。其厥回而瘫痪者，阴血亏乏，不能贯注也。治此证者，宜阴阳双补，宜三分补气，七分补血，尤宜注意于肝。肝主筋，肝藏血，凡瘈疭③拘急，抽搐掉眩④，皆血不养筋之证也。其病皆属于肝也。此证药剂，宜加味两仪膏。君归黄而臣参芪⑤，重用乌梅，佐以木瓜。如有虚热，本方加麦冬；如有微寒，则煨姜煎汤为引；如有痰涎，则陈皮煎汤为引。朝夕常服，日久自愈。本草谓乌梅多食伤筋。不知乌梅也。味酸伤筋之说，未可一概而论。予每晚必服乌梅汤一杯以助寝。一夕偶乏⑥，以山楂糕作汤代之，彻夜不眠。盖山楂耗血，不同于乌梅生血也。岂生血而伤筋乎？方书中偶用乌梅，不过几分，且云吞酸者忌用。与用萸肉相似，不知乌梅也。乌梅治吞酸之要药也，已详噎膈论中矣。岂可与萸肉一例而论乎？且古人非不欲用乌梅也，特不知乌梅耳。凡欲敛者，皆用五味子，如生脉散是也。奈五味子性不纯正，用之不过数粒。乌梅则毫无邪性，可以多用，可以独用，可以与一切补剂并用。独梅汤与独参汤，可以各树一帜，可以合成一队，其阴阳交济也。独参汤即乾之九五，独梅汤即乾之九二⑦也。以治虚脱，较参附汤之纯阳大热者稳妥多矣。人于两仪膏中以治瘫痪，较八味丸之一补一泻者功效大矣。驱使草木，即所以燮理阴阳⑧，知梅学究特为康济一身计耳。若云问世，则五岂敢？

● 三阴煎

　　当归身（炒，三钱）　熟地（五钱）　醋白芍（二钱）　枣仁（二钱）　党参（三钱）　炙甘草（一钱）

　　生姜（三片）为引。

● 大营煎

　　当归身（炒，五钱）　熟地（七钱）　枸杞（二钱）　炙甘草（一钱）　杜仲（炒，二钱）　怀牛膝（一钱）　肉桂（一钱）

● 小营煎

　　当归身（炒，五钱）　熟地（三钱）　白芍（酒炒，二钱）

山药（炒，四钱）　枸杞（二钱）　炙甘草（一钱）

◉五福饮

党参（五钱）　熟地（五钱）　当归身（炒，五钱）　白芍（炒，三钱）　炙甘草（一钱）

◉四君子汤

党参（五钱）　白芍（炒，三钱）　茯苓（二钱）　炙甘草（一钱）

生姜（三片）为引。

◉十全大补汤

党参（五钱）　白术（三钱）　茯苓（二钱）　炙草（一钱）　当归身（炒，五钱）　川芎（一钱）　黄芪（炙，一钱）　肉桂（一钱）　大熟地（三钱）　醋白芍（二钱）

◉加味两仪膏

当归身（八两）　熟地黄（八两）　党参（四两）　炙口芪（四两）　大乌梅（四十个）　川木瓜（四两）

水煎服汁成膏，早晚服，随证用引。

【校注】

① 颠踬（zhì 质）：跌倒。

② 万有不齐：千差万别，各种各样。

③ 瘈疭（chì zòng 斥纵）：与抽搐同义，俗名抽风。筋急引缩为瘈，筋缓纵伸为疭。手足时缩时伸，抽动不止。

④ 掉眩：头目眩晕。

⑤ 君归黄而臣参芪：以当归、地黄为君药，以人参、黄芪为臣药（组成方剂）。

⑥ 偶乏：偶尔缺少。

⑦ "独参汤"两句：独参汤和独梅汤，一属阳，一属阴，处于同样重要的地位。

　　乾之九五，乾卦之阳位，属阳。乾之九二，乾卦之阴位，属阴。

⑧ 燮（xiè 谢）理阴阳：调理阴阳。燮，调和。

吐 血

　　吐血，热证也。不可寒之热证①也。虽有虚热、实热之不同，而忌用芩连则一也。实热吐血者，或由宿食，或由宿酒，酒食皆能作热。血随热而上溢，故成吐血之证。此证多系年壮体强之人，骤然而得。当方吐时，急服独梅汤一杯，则吐血立止。血止之后，若无他证，不必服药，减谷戒酒，则其证自不复作。如食积之甚，胸胁胀满，坚硬拒按，大便闭结者，宜归芍汤合小承气汤，加神曲、麦芽以下之。兼酒积者，加葛花以解之。病愈之后，服乌梅四物汤数剂以滋养之，此证血为标，热为本。热为标，实为本。先服独梅汤者，急则治其标也。次服归芍承气汤者，缓则治其本也。此治实热吐血之大略也。若夫虚热吐血，血为标，热为本。热犹之，虚乃其本也。而肾虚尤本之本也。脾统血，若肾火甚足，能生脾土，则脾安其常，而血不动。肝藏血，若肾水甚足，能养肝木，则肝安其常，而血不动。血不动也，由于统血者不能统，藏血者不能藏也。患此证者，率皆身体羸弱，元阳亏损之人，或因大劳，或因大欲，或因愁思，或因愤怒，水亏于下，火炎于上，血随热而上溢，故成吐血之证。此证亦宜急治其标，惟独梅汤最为相宜。五味入腹，各归所喜。

脾喜甘，肝喜酸，乌梅酸而敛，白糖甘而清，服之则肝脾各复其常，而血止矣。 若大吐既久，阴阳将竭，危在须臾②，必须气血兼顾，独梅汤合独参汤最为相宜。 如虚热之甚，元阳之极，须略加麦冬以清热，即生脉散之变方也。 重加熟地以滋阴；所谓壮水之主，以镇阳光也。 血止之后，宜服滋补之剂，如一阴煎、三阴煎，皆滋阴补肾之主剂，可选用者也。 尤宜注意于肝，重用乌梅以敛肝。 乌梅四物汤，为滋阴敛肝之主剂，亦即治吐血之主剂也。 加味两仪膏阴阳双补，于吐血病证甚属相宜，可以朝夕常服者也。 尤须进除私欲③，加意④善养，庶免⑤屡次举发，此治虚热吐血之大略也。 张景岳谓虚损吐血，当察其有火无火。 火之盛者，不得不暂用芩连栀柏。 窃谓此公屡云，治血证忌用寒凉，而忽为此不得已之论，此非由衷之谈也。 又谓大吐大衄，系阴虚于下，阳格于上，用理阴煎、镇阴煎，以引火归元，则血可立止。 窃谓吐血之后，如证见虚寒，二方自属可用。 若当吐血之时，证见虚热，更施以大热之剂。 此乃行险之计也。 若夫独梅汤不寒不热，祇以敛肝，祇以养脾，不止血而血止矣。 或曰方吐血而遽止⑥之，不虑血之凝滞乎？ 曰：血之黑紫成块者，败血也。 既出经络，不能存留，安能凝滞？ 血之新鲜红活者，活血也。 未出经络，尚能运行，更不至于凝滞。 况乌梅之性微温，与芩连之大寒不同，何凝滞之足虑乎？ 且吐血病证，患不在凝滞，而在缠绵。 实热吐血，屡次举发，亦能变成虚证。 虚证吐血，屡次举发，则为虚损。 恃药饵以扶偏救弊尚可，恃药饵以补虚填损则难。 论证至此，惟有知难而退耳！《景岳全书》中，单有虚损门类，阅之可为寒心。 惜以示儆⑦，以思患而预防，亦不药之药也。

●归芍汤合小承气汤

全当归（生，五钱）　　生白芍（三钱）　　川厚朴（二钱）
枳实（炒，三钱）　　神曲（炒，三钱）　　麦芽（炒，三钱）　　川

大黄（三钱）

◉理阴煎

熟地（五钱或一两）　当归身（炒，五钱）　炙草（二钱）
干姜（炒黄，一钱）　或加肉桂（一、二钱）

此方加附子即名附子理阴煎，再加人参即名六味回阳饮。

◉镇阴煎

熟地（一、二两）　怀牛膝（一钱）　炙甘草（一钱）　泽
泻（一钱）　肉桂（一钱）　附子（五分或三钱）

【校注】

① 不可寒之热证：指此种热病不能用苦寒药物治疗。

② 危在须臾：随时都可能发生危险。须臾，一会儿，时间很短。

③ 迸除私欲：戒房事。

④ 加意：分外注意。

⑤ 庶免：或许可以避免。庶，差不多。

⑥ 遽（jù 句）止：骤然停止。

⑦ 示儆（jǐng 景）：告诫于人，使其警醒，免犯错误。

憎寒发热

憎寒发热病证，有阴阳偏盛者，方书所谓阳生内热，阴盛生
外寒是也。有阴阳两虚者，方书所谓阳虚生外寒，阴虚生内热是

也。阴阳偏胜之寒热，时疫疟疾多有之，方论业已见前。阴阳两虚之寒热，吐血后多有之。较之疫疟，一实一虚，判若霄壤①，必须于吐血方论之后，特立专条，庶免以治实之法治虚耳。夫因虚热而吐血，吐血后，则虚者愈虚，往往更见热证，或镇日②潮热，而晚夕尤甚；或周身蒸热，而头面尤甚。此热非实热，亦非假热。盖水亏不能制火，阴虚火盛之热也。其脉必浮数。张景岳《火证篇》谓阴虚生热，乃水不足以制火所致，宜用一阴煎、左归饮、左归丸，以壮水之主。其说诚是。夫虚证能服补药，何患病之不除，所虑者虚不受补耳。知梅学究特设乌梅四物汤，补血而兼敛肝，虽大剂予之，亦无撑胀之患。且阴虚作热，正系血少肝燥，乌梅本能敛肝，且能补肝，更有归芍地黄以助之，是以取效尤速也。此等热证，热为标，虚为本。治其本而标自除，补其虚而热自息。"寒之不寒，责以无水。壮水之主，以镇阳光"。王太仆之十六字，亦可为治虚热之心法也。若夫阳虚生外寒，吐血后亦往往有之。其证未冷先寒，时欲拥被向火。脾胃不健，饮食不消，大便溏泻，小便清频。此证寒为标，虚为本。气息奄奄，元阳将尽，较之阴虚生热，尤为危候。脉如浮散，是谓脉不符证；脉果沉迟，以虚证而见虚脉，虚之极矣。张景岳治此证，用五君子煎、理阴煎、六气煎、温胃饮、寿脾煎、大补元煎、右归饮、右归丸、四味回阳饮、六味回阳饮、海藏八味地黄丸等剂，与王太仆所谓"热之不热，责以无火；益火之源，以消阴翳"者，正属同揆③。然虚不受补，亦所当虑，则乌梅宜加入。肉桂能动血，失血忌桂，则肉桂宜慎用。再者憎寒，原系气虚，然气以血为体，且见于失血之后，则补气宜兼补血。附子理中汤与乌梅四物汤合用，方为稳妥也。此证虽系大证，却系缓证，药剂不必过重，用汤不如用膏，合本方五剂为一料，煎汁成膏，分十次徐徐服用，自可渐渐培救。连服数日，略有微效，且不变生他证，即系药与病投。脉之数者，至数略减；脉之迟者，至数略增。即系渐有起色，慎勿过求速效，妄议更张也。如憎寒业已大减，则干姜、附子不宜常服，惟加味两仪膏、乌梅八珍膏，不寒不热，气血双补，常年服之，甚为相宜。且于憎寒、发热二证，亦无不相宜。尤须加意调摄，推究致病之由而矫其失④，气血庶能复元，一愈庶能全愈也。吐血后更有寒热往来之证，其为气血两虚，自不待言。而其寒每在昼，热每在夜，亦自有所以然之故焉。人身一小天地，血阴而气阳，子午之交⑤，为阴阳更代之会。子之后阳气当司令⑥矣。孱弱⑦之阳气，不能支持，故战慄之形著⑧，而其证为寒。午之后阴血当司令矣。衰荼⑨之阴血，不能沾溉⑩，故沸腾之势成，而其证为热。究之寒与热皆标也，虚其本也。但服加味两仪膏、乌梅八珍膏，以补其虚，则寒热当自止。必欲调剂其间，宜以附子理中汤、乌梅四物汤，各熬成膏，分而贮之。子之后二膏合服，以助元阳。午之后单服四物，以助真阴。亦可以续气血之不属，补两仪、八珍之不备云。病证至此，挽回极难。遘此证者⑪，慎之慎之。他若外感风寒，内伤饮食，皆有憎寒发热，及寒热往来等证，另详勿混。

●理阴煎

熟地（一两） 当归身（炒，七钱） 炙甘草（二钱） 干姜（炒黄，二钱） 或加桂心（一钱），或加附子（一钱）

●六气煎

黄芪（炙，五钱） 肉桂（一钱） 党参（五钱） 白术（二钱） 当归身（炒，五钱） 炙甘草（一钱）

●温胃饮

党参（七钱） 白术（炒，五钱） 扁豆（炒，研，三钱） 陈皮（一钱） 干姜（炒黄，一钱） 炙甘草（一钱） 当归身（炒，三钱）

◉寿脾煎

当归身（炒，二钱）　白术（炒，三钱）　山药（炒，二钱）　枣仁（炒，钱半）　远志（三分）　炙甘草（一钱）　干姜（炒黄，一钱）　莲肉（炒，去心，二十粒）　党参（五钱）

◉四味回阳饮

党参（一两）　制附子（二钱）　炙甘草（二钱）　炮姜（二钱）

武火煎徐徐饮之。

◉六味回阳饮

当归身（炒，五钱）　党参（一两）　制附子（二钱）　炮干姜（二钱）　熟地（一两）　炙甘草（一钱）

◉加减八味丸

熟地（八两）　山萸肉（四两）　山药（四两）　丹皮（三两）　泽泻（三两）　茯苓（三两）　五味子（四两）　肉桂（一两）

熟地蒸捣，入炼蜜为丸。

◉附子理中汤合乌梅四物汤

制附子（一钱）　大熟地（五钱）　醋白芍（三钱）　白术（炒，三钱）　干姜（炒黄，一钱）　炙甘草（二钱）　大乌梅（五个）　当归身（炒，五钱）　党参（五钱）

合五剂为一料，煎汁成膏，开水冲服。

【校注】

① 霄壤：天地。 此处喻指差别之大。

② 镇日：犹言整天。 朱熹《邵武道中》诗："不惜容鬓凋，镇日长空饥。"

③ 同揆（kuí 魁）：同理，道理相同。 揆，道理。

④ 矫其失：纠正其过错。 矫，矫正，纠正。

⑤ 子午之交：指昼夜时间的交替变化。 子即子时，亦即深夜 23~1（次日）时这
段时间。 午即午时，亦即 11~13 时。

⑥ 阳气当司令：阳气司掌时令。 亦即这个时候阳气生发，阴气潜藏。 司，司
掌，掌管。 令，时令。

⑦ 孱（chán 缠）弱：弱小。

⑧ 战慄之形著：身体寒战比较显著。

⑨ 衰苶（nié）：衰疲，衰少。 苶，疲倦貌。

⑩ 沾溉：滋润灌溉。

⑪ 遘（gòu 够）此证者：遇到这种证时。 遘，相遇。

汗　证

　　汗之为证，见于吐血之后者，虚证也。 阴阳两虚之证也。
或时时微汗浸淫，或忽而大汗淋漓，或因劳倦，或因惊恐，不热
而汗，方书谓之自汗。 其寐中汗出，醒来渐收者，方书谓之盗
汗。 更有先憎寒后发热，必大汗一场而热始住，至次日而复然
者，汗证虽不同，其为虚同一也。 古法谓自汗属阳虚，盗汗属阴
虚。 其实阴虚阳虚之分，不存乎此。 在乎有热无热而已。 凡无

热而汗者，阳虚也。阳虚气虚，表不固也。当吐血之后，时时微汗浸淫，虽无大损，然津液渐泄，则气体愈虚，暗中消耗，已属可虑。倘大汗淋漓，即为虚脱之兆，大危之候矣。治此证者，若用滋阴降火之剂，如一阴煎之类，无异雪上加霜，阳气更难来复。欲阳气之复，而重用参芪，加以桂附，谓其能回阳气于无何有之乡，恐孤阳亦不能独存耳。治宜七分补阳，三分补阴，加味两仪膏最为相宜。如迫不及制，可易膏而为煎，君参芪而臣归黄，重加乌梅，补气补阳，固表敛肝，而兼滋阴，甚为对证。此证汗止之后，往往憎寒。若加附子一钱于前剂中，以助阳气，自无不可。盖有归黄以济之，自与纯阳之剂不同也。若夫发热而汗，乃为阴虚。盖水亏火盛，是以热。热势蒸腾，是以汗。治此证而用止汗之剂，固属无及；治此证而用清热之剂，亦属无当。即知其为虚而补之，若专用补气补阳药品，如参附汤之类，无异火上添柴，热势将更炽矣。治宜滋阴生水。水能制火，则不热，不热则不汗，惟乌梅四物汤，最为相宜。或与黄芪汤合用，滋阴而兼固表，尤为对证。必服于发热之前，庶免缓不济急也①。方书治此证，用当归六黄汤、保阴煎等剂。以大寒之品治虚热，是于寒之不寒之义，尚欠体悉。而连柏过寒，必且另生寒证矣②。凡大虚病证，施治最难。用药而当，见效甚微。用药一有不当，取祸甚大。即因虚而用补，无论红铅、河车不可用，即鹿茸、虎骨亦无取焉。用药如用人，得和平之人③，而用其所长，庶能集事④。至于奇才异能，皆偾事之尤者⑤也。和平之品若何？党参、黄芪、归身、熟地之类是也。用其所长若何？参术之所长在补气。无热而汗，阳虚也。补气之品，宜重用。归黄之所长在补血。有热而汗，阴虚也。补血之品宜重用。阳虚之甚，而重补其阴。迁延贻误，已属咎无可辞⑥。阴虚之甚，而重补其阳，补阳而阴遂竭。更有祸不旋踵⑦者。消息于阴阳消长之微，权衡⑧于君臣佐使之宜，类非术士所能，吾辈学究之责也。所愿同学学究匡予不逮焉⑨。吐血之后，病证甚多，举此数端，以例其余。方书有吐白血之说，谓所吐尽白沫而无痰。傅青主[10]以加味地黄汤治之。又白芨丸，治吐血甚效。

●乌梅四物汤合黄芪汤

大乌梅（五个）　当归身（炒，三钱）　熟地（三钱）　生地（三钱）　炙芪（三钱）　醋白芍（三钱）　生甘草（一钱）　党参（二钱）

【校注】

① "庶免"句：或许来得及。

② "以大寒之品"五句：以大寒的药物，治疗虚热证，是不该用寒药的时候使用了寒凉药，这是不恰当的。而使用黄连、黄柏之类过于苦寒的药物来治疗虚热，必然另生寒证。

③ 和平之人：指办事公平、处理问题稳妥的人。

④ 庶能集事：或许能成事。集事，使事情成功。

⑤ 偾（fèn 分）事之尤者：把事情弄坏的突出人物。偾，仆倒，跌倒。引申为败坏。

⑥ 咎（jiù 旧）无可辞：过失不可推卸。

⑦ 旋踵：旋转足跟，喻时间短促。

⑧ 权衡：衡量，比较。

⑨ "所愿"句：希望同学学究对我的不足之处进行帮助。匡，辅助，帮助。不逮，不到之处，不足之处。

⑩ 傅青主：即傅山（1607—1684），初名鼎臣，字青竹，后改字青主。又字仁仲，别字公它、石道人、丹崖翁、浊堂老人、朱衣道人、五峰道人、龙池道人、观花翁、大笑下士等多种。明清山西阳曲县（今属河北省）人，自幼颖悟，过目成诵。14 岁时补博士弟子员，20 岁补廪，为督学袁继咸所器重。明末官场腐败，傅山苦持气节，不阿权贵。1678 年，清廷开"博学鸿词"

科，罗致明末遗贤。给事中李宗孔等将傅山推荐给朝廷，傅山托病坚辞。官府令人将其连人带床强行入京，距城 30 里，死拒不入。相国冯溥及诸公卿出城迎之，他卧床，不予迎送礼。清帝因他老病，许其归里。特加中书舍人以示恩宠。康熙二十三年（1684 年）六月十二日卒，以朱衣、黄冠殓葬。享寿 78 岁。

傅山为明末著名爱国学者，他博学多识，经史之外，兼工佛、道、书法、绘画、诗词及音韵训诂之学，其家世代知医。明亡后，他以医问世，凡重病痼疾，应手而愈。登门求方者盈门。曾设"卫生馆"于太原三桥街，活人甚多。民间以"医圣"称之。所著医书遗稿经后世整理成《傅青主女科》《傅青主男科》二书，大行于天下。

内伤饮食

内伤饮食，百病之由也。儒书谓病由口入是也。其病为实，其脉宜沉而有力。其证有表、有里、有寒、有热。试专以食言之，凡胸胁胀满、坚硬拒按者，伤食之里证也。头胀痛、牙胀痛、四肢乏困者，伤食之表证也。憎寒、手足逆冷者，食滞则气不宣通，伤食之寒证也。日夜潮热、大渴引饮者，食积于胃、腐烂熏蒸，伤食之热证也。究之表与热、与寒皆标也。不必治者也。治此证者，惟在攻其里之实而已。方书治此证，率①用平胃散、和胃饮，未免失之过缓。或用备急丸、化滞丸，则又失之过急。惟大和中饮差为近之②。然有辅之者，无主之者，服之仍苦无济。盖此等实证，非消磨所能愈。必须推荡一番，方能去此停滞耳。宜于大和中饮中，重加大黄以为之帅，更加神曲以为之佐。君臣佐使，配和得宜，庶能相助为理。无论面食、肉食、果实，均可推荡得动，亦不至暴下屡下，不过于一日之中，溏泻三数次，一二剂即可全愈矣。当伤食之初。气血尚未亏损，既已辨其证之为实，亟③宜施之以攻，慎勿养痈贻患，以致变生他证也④。历观方书，窃叹名医误人，半由姑息。凡遇当下之证，最惮⑤于用大黄。不思胃中停积，作何归结，是优柔养奸也。不敢用大黄以攻实，却喜用黄连以清热，停积毫无所损，脾胃大受其伤。是斫丧⑥元气也。且喜用参术以健脾，脾胃之停积正多，参术之壅滞更甚。是借寇兵赍盗粮也⑦。从此变证丛生矣。问：喜用大黄，无乃偏于泻乎？曰：何敢喜？更何敢偏？用大黄者，止⑧有二证：瘟疫之邪热，一也；食物之停滞，二也。至于疟疾、痢疾等证，间用大黄。亦因食物之停滞而用之也。大黄所以攻实，实证当攻，方可以用。尤须审察舌苔，舌无苔则胃无积，大黄岂可误用哉？问：设遇热证，黄连亦不可用乎？曰：不可用黄连之证有二：一为实热，宜攻实，不宜清热，用黄连徒伤胃气，实不去，热仍不清，不可用黄连者一也。一为虚热，宜滋阴，不宜清热，用黄连徒伤元气，虚愈甚热亦愈甚，不可用黄连者二也。虚热实热，均非所宜。黄连之为用亦鲜⑨矣。学究前列诸方，惟瘟疫邪热攻心，证见昏沉，一用之耳。此外所列古人成方，凡有黄连，皆借前车以示鉴者⑩。至于吴芋炒黄连，乃胥吏⑪舞文弄法之伎俩，尤当严禁者也。问：参术健脾亦误乎？曰：食滞既去之后，可以健脾；食滞停滞之时，不可健脾。攻忌虚虚，补忌实实。虚实轇轕⑫不清，攻补朦胧混用⑬，参术之误人，咎岂减于大黄⑭耶？若系大虚之人，遘⑮大实之证，治宜补泻兼施者，于小承气汤中加参归犹可。然所重仍在攻下，参归不过佐使耳。学究脾胃素弱，往往积食，计一年中，每服大黄三四次，皆万不得已，然后用之。因思于无积之时，予服健脾之剂，自制乌梅肾气丸，健脾补肾，而兼敛肝，服之甚为有效。此健脾于平日，非健脾于临证也。夫食以养人，非以害人。食所当食，而更加之以慎，自无伤食之证。问：慎之奈何？曰：

将寝勿食，方食勿寝；寒处勿食，物已寒勿食；不欲勿强食，欲之勿多食。问：停饮若何？曰：大分清饮最相宜，或与大和中饮合用，遇仙丹治伤食亦可用，烂积丸次之，山楂丸又次之。

●平胃散

苍术（炒，二钱）　川朴（捣，三钱）　陈皮（二钱）　甘草（一钱）

加姜枣煎。

●和胃饮

陈皮（二钱）　川朴（二钱）　干姜（一钱）　炙甘草（一钱）

●备急丸

巴豆霜　大黄　干姜

炼蜜为丸，孕妇忌服。此方不可用。

●化滞丸

巴豆（醋制，六钱）　乌梅肉（焙干，五钱）

白面（八钱）调糊为丸，妊娠勿服。此方不可用。

●大和中饮

陈皮（二钱）　枳实（炒，二钱）　砂仁（炒，研，二钱）　山楂（炒，二钱）　麦芽（炒，二钱）　川朴（二钱）　泽泻（二钱）　神曲（炒，三钱）　川大黄（三钱或五钱）

●乌梅肾气丸

乌梅肉（六钱）　熟地（六钱）　山萸肉（四钱）　茯苓

（六钱）　党参（六钱）　制附子（二钱）　山药（六钱）　肉桂（六钱）　吴萸（一钱）

熟地蒸捣，入炼蜜少许为丸，如莱菔子大，每晨服一钱五分，服后食粥一杯。

●参归承气汤

枳实（炒，二钱）　川朴（捣，二钱）　川大黄（三钱）党参（二钱）　当归身（生，三钱）　神曲（炒，三钱）　山楂（炒，二钱）

●遇仙丹

川大黄（六两）　槟榔（三两）　三棱（三两）　莪术（三两）　黑丑（三两）　白丑（三两）　木香（二两）　甘草（一两）

水丸，每服二钱，孕妇勿服。

●烂积丸

二丑（八两）　大黄（生，八两）　熟大黄（八两）　青皮（四两）　山楂（四两）　三棱（四两）　莪术（四两）　莱菔子（四两）　红面为衣。

●山楂丸

东山楂（二两）　香附（一两）　陈皮（五钱）　枳壳（五钱）　砂仁（五钱）　连翘（五钱）　莱菔子（五钱）　法夏（五钱）　云皮（五钱）　白芍（五钱）　神曲（五钱）　川朴（五钱）　麦芽（五钱）　三棱（五钱）

水丸。

【校注】

① 率：大致，大概。

② 差为近之：比较合适。

③ 亟（jí 及）：急切。

④ "慎勿"两句：（该攻下的应果断地施用攻下药）千万不要留有隐患，以致变生出其他的病证来。 养痈贻患，喻指对引起恶果的祸根不敢果断地清除。

⑤ 惮（dàn 但）：怕，畏惧。

⑥ 斫（zhuó 卓）丧：摧残，伤害。

⑦ "是借"句：将兵借给贼寇，将粮送给强盗。 亦即帮助坏人之意。 此处指助长病邪。 赍（jī 几），送物给人。

⑧ 止：只，仅。

⑨ 鲜：少。

⑩ 借前车以示鉴者：前车之辙，后车之鉴。 是说用前人的教训，警诫后人。

⑪ 胥吏：旧时在官府中办理文书的小吏。

⑫ 鏐輵（jiāogé 交葛）：同"胶葛"。 交错纠缠貌。

⑬ 攻补朦胧混用：（对病证分不清虚实）攻法和补法糊里糊涂地乱用。

⑭ "参术"两句：用人参和白术而加重了病情，人参和白术的罪过难道比大黄少吗？ 咎，罪过，过错。 其，句中语气词，表反问。 减，少。

⑮ 遘（gòu 够）：遇。

外感风寒

外感风寒，热证也。 初见证时为憎寒，一半日即转为发热。

《热证篇》云：人之伤于寒也，则为病热者是也。《伤寒论》所谓服桂枝汤，反烦不解，即此证也。 方书谓风为阳邪，寒为阴邪，受风者有汗，受寒者无汗。 有汗者桂枝汤，无汗者宜麻黄汤。 试问寒独无风乎？ 风独不寒乎？ 受寒者皆于无风之处受之乎？ 受风者皆于不寒之处受之乎？ 执定同，曲为解说①，不过为用桂枝麻黄地步耳。 奈风已过而不留，寒已变而为热，投以桂枝麻黄，大烦躁扰，又将何以解之也？ 学究谓此等病证，风寒本属相兼，不必强为分剖，宜浑而名之曰"外感风寒"。 其憎寒者，阳气为风寒所郁也。 其发热者，郁阳暴伸，邪热随之而见②也。 其有汗者，气体③本壮，外感稍轻也。 其无汗者，气体本弱，外感较重也。 究之皆轻微之证，以景岳诸柴胡汤、加味柴胡饮主之，一二剂即可全愈者也。 若外感较重，则有头痛身痛诸表证，宜吴氏达原饮，加柴胡、羌活以解表。 若内伤饮食，加以外感风寒，则有胸胁胀满，坚硬拒按诸里证，宜吴氏三消饮以攻里。 若当瘟疫盛行之时，偶感风寒，即触动瘟疫，宜全以治瘟之法治之。且瘟疫常年皆有，既见瘟疫病证，即宜照瘟疫立方。 方书于瘟疫风寒，极力分剖，皆强作解人，似昭昭而实昏昏也④。 问：风寒初见证时，憎寒之甚，有四肢冷过膝肘，虽拥被向火而无温者，亦不可作寒证治乎？ 曰：此阳气为风寒所郁也。 阳气者，主气也。 风寒者，客气也。 客气进而主气退，不过暂时耳。 转瞬之间，郁阳即暴伸矣。 热证即全见矣。 若当憎寒之时，予以热药，药之热与病之热，同时并发，必至大烦躁扰矣。 此时宜少安勿躁，待其转而为热，然后施治，则道路不差，略予生姜汤饮之可也。问：达原饮、三消饮，乃吴氏治瘟疫之主剂，何故用治风寒？曰：瘟疫，热证也。 外感风寒亦热证也。 戴麟郊⑤谓风寒冷而不热，以解热之剂治风寒，轻则寒中呕利，重则厥逆亡阳，是仍为《伤寒论》所误，而于《热证篇》所云，伤于寒为病热之语，未深体悉⑥也。 且达原饮亦非大寒之剂，柴葛、羌活，皆治风寒之要药。 至于槟榔、川朴，治瘟疫者用以逐邪，治风寒者亦用以逐邪。 知母、黄芩，治瘟疫者用以清热，治风寒者亦用以清热，证同故药同也。 问：风与寒不必分，风寒与瘟疫亦不分乎？ 曰：戴麟郊谓瘟疫与风寒异气，疫疠与风寒异受者，恐治瘟疫而误用热药也。 学究谓桂枝麻黄汤，用以治瘟疫而误，用以治风寒而亦误者，恐治风寒之误用热药也。 论不同而意同也。且瘟疫盛行之年，偶感风寒，即触动瘟疫，治此证者，用加味达原饮、三消饮极效。 其并无疫疠之年，重感风寒，即全似瘟疫，治此证者，用加味达原饮、三消饮亦极效。 风寒与瘟疫，见证同，用药同，取效同，名不同而实同也。 风寒与瘟疫之辨，方书纷纷聚讼⑦，惟戴麟郊尚有真见，而其失亦有三焉。 不敢正言张仲景之失一也；不敢直斥桂枝麻黄汤之误二也；借《伤寒论》作陪衬，一似瘟疫忌用热药，风寒宜用热药者三也。 予谓既有真见，不妨直陈。 心存顾忌，则语必含糊。 依违之论，有何取焉⑧？ 此上立论，三十余篇，皆大声疾呼者；此论之后，但按证列方可矣。

◉一柴胡饮

柴胡（二钱） 黄芩（一钱） 白芍（二钱） 生地（二钱） 陈皮（二钱） 甘草（一钱）

◉二柴胡饮

柴胡（二钱） 陈皮（二钱） 甘草（一钱） 法夏（二钱） 细辛（一钱） 川朴（一钱） 生姜（五片）

◉三柴胡饮

柴胡（二钱） 白芍（二钱） 炙草（一钱） 陈皮（一钱） 生姜（五片） 当归（二钱）

◉四柴胡饮

柴胡（二钱） 生姜（五片） 当归（三钱） 党参（三

钱）　炙甘草（一钱）

●五柴胡饮

柴胡（二钱）　当归（三钱）　熟地（三钱）　白芍（炒，二钱）　白术（炒，二钱）　陈皮（一钱）　炙甘草（三钱）

●正柴胡饮

柴胡（二钱）　防风（一钱）　陈皮（一钱）　白芍（二钱）　甘草（一钱）　生姜（五片）

●加味柴胡饮

柴胡（二钱）　羌活（二钱）　葛根（二钱）　当归身（炒，五钱）　紫苏（一钱）　薄荷（一钱）　浮萍（二钱）甘草（一钱）

生姜（三片）为引。

●加味达原饮（即三消饮去大黄）

槟榔（二钱）　川朴（捣，二钱）　草果（炒，研，一钱）知母（一钱）　黄芩（生，一钱）　白芍（生，一钱）　甘草（一钱）　柴胡（二钱）　葛根（二钱）　羌活（二钱）

●吴氏三消饮

前方加川大黄（三钱）

【校注】

① 曲为解说：胡乱解释一通。

② 见：同"现"，出现。

③ 气体：机体，人体，体质。

④ "皆强"二句：（以前的方书对此）都装作理解的样子，表面上看来似乎是明白的，实际上却是糊里糊涂的。

⑤ 戴麟郊：见卷一"瘟疫说难解嘲"篇。

⑥ 体悉：体验领会，完全明白。

⑦ 聚讼：众说纷纭，意见不一。《后汉书·曹褒传》："谚言'筑舍道边，三年不成。'会礼之家，名为聚讼，互生疑异，笔不得下。"李贤注："言相争不定也。"

⑧ "依违之论"两句：是说戴麟郊的理论虽有真见，但又不敢正言张仲景理论之谬。戴麟郊的理论仍没有跳出《伤寒论》的圈子。像戴麟郊这样依附于错误理论的理论，是不可取的。

卷
三

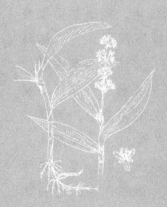

头　痛

　　头痛之证，有表有里、有虚有实、有寒有热。 表证头痛，风寒之初感、瘟疫之初觉是也。 其证在表，其病亦在表。 必兼憎寒、发热诸表证。 治宜解表。 加味柴胡饮、加味达原饮，最为相宜。 里证头痛，饮食之内伤、瘟疫之传变是也。 其证在表，其病实在里，必兼胀满烦躁诸里证。 治宜攻里。 加味和中饮、吴氏三消饮，最为相宜。 虚证头痛，有气虚、血虚之分。 凡气虚头痛者，必畏寒恶风，冬月痛甚。 此证由于元气亏损，是以外邪易乘，治以峻补其阳。 加减十全大补汤，君参芪而臣归黄，或熬膏，或为丸，朝夕常服，日久则愈；凡血虚头痛者，必烦热、内热、遇热痛甚。 此证由于阴虚血亏，是以虚火易动。 治宜大补其阴。 加减一阴煎、玉女煎、乌梅四物汤皆可用，三五剂即全愈。 实证头痛，除风寒外感、饮食内伤之外，有因痰而痛者，其证头旋、眼黑、身重、肢冷。 此证盖由火盛痰生，痰随热而上壅所致。 如系强壮之人，宜治痰而兼攻下。 礞石滚痰丸、二陈汤合小承气汤，一二剂即全愈。 如系歉弱之人，宜治痰而兼滋补。萎贝养荣汤、金水六君子煎，常服乃愈。 寒证头痛，憎寒而不发热，喜以热手热物熨之，虽盛暑大热之时，必蒙帕著巾，而痛乃稍轻。 此证盖由气血本虚，更受风寒，日久失治，遂成痼疾。老年虚弱之人，多有之。 误服表散药，必至气血尽耗，惟加味两仪膏为宜。 朝夕常服则愈。 热证头痛，恶热而不恶寒，天气寒凉则痛减，天气炎热则痛剧，伤暑则痛更甚。此证盖由阴亏阳盛，加以郁恼焦灼，热随气而上冲，气愈盛则热愈盛，而痛亦愈盛。少年性急之人多有之。误服温散药必至大烦躁扰，惟清燥养荣汤为宜，偶一服之即愈。头痛之证甚多，以此六者核之，道路庶几不差，推而广之，变化亦至无穷。方书谓痛在颠顶者属太阳，痛在额颅者属阳明，痛在两额角者属少阳。各经有各经之痛，宜用各经之药以治之，兹不录亦不辨。

◉加减柴胡饮

柴胡（二钱）　羌活（二钱）　葛根（二钱）　薄荷（一钱）　浮萍（二钱）　紫苏（二钱）　甘草（一钱）　当归（炒，五钱）

生姜（三片）为引。

◉加味达原饮（即三消饮去大黄）

槟榔（二钱）　川朴（捣，二钱）　知母（一钱）　黄芩（生，一钱）　葛根（二钱）　白芍（一钱）　甘草（一钱）柴胡（一钱）　羌活（二钱）　草果仁（炒，研，一钱）

生姜（三片）、枣（二枚）为引。

◉吴氏三消饮

前方加川大黄（三钱）。

◉加味和中饮

陈皮（二钱）　枳壳（二钱）　砂仁（炒，研，二钱）　山楂（二钱）　麦芽（炒，二钱）　川朴（二钱）　泽泻（二钱）　神曲（炒，三钱）　川大黄（三钱）

◉加减十全大补汤

党参（二两）　白术（五钱）　茯苓（三钱）　炙甘草（三钱）　当归身（一两）　黄芪（二两）　大熟地（一两）　乌梅（去内壳，三钱）　醋白芍（三钱）　制附片（三钱）

熟地蒸捣，入炼蜜少许为丸，如芥子大，朝夕每服三钱，开水送。

◉加减一阴煎

生地（五钱）　生白芍（三钱）　麦冬（去心，三钱）　熟地（三钱）　知母（二钱）　生甘草（二钱）　地骨皮（二钱）

◉玉女煎

知母（二钱）　牛膝（二钱）　麦冬（二钱）　生石膏（三钱）　大熟地（一两）

◉礞石滚痰丸

礞石　大黄　黄芩　沉香共为丸，每服一钱。

◉二陈汤合小承气汤

陈皮（三钱）　法夏（研，二钱）　茯苓（二钱）　甘草（二钱）　枳实（炒，三钱）　川朴（捣，二钱）　大黄（酒浸，五钱）

◉蒌贝养荣汤

知母（二钱）　花粉（三钱）　川贝（三钱）　蒌仁（五钱）　橘红（二钱）　生白芍（三钱）　生当归身（三钱）

●清燥养荣汤

生地（五钱）　归身（五钱）　生白芍（三钱）　知母（三钱）　陈皮（一钱）　甘草（一钱）　花粉（二钱）

南薄荷叶（三钱）为引。

头　眩

头眩即头运，虚证也。《灵枢·卫气》篇曰：上虚则头眩是也。此证年老身弱者多有之，往往经年累月不愈，动作则眩运更甚。刘河间以为风，治宜散风药误矣。朱丹溪以为痰，治以化痰药，犹之误也。年老身弱而眩运者，气血两虚之证也。治宜阴阳双补者也。六君子汤合乌梅四物汤甚效，三五剂即全愈。愈后日服加味两仪膏，朝夕各一匙，则眩晕自不作矣。患此证者，最忌颠踬，一颠踬则成瘫痪。缘气血太虚，不任摧折也，感风寒亦成瘫痪，缘气血太虚，不能与风寒相敌也。侍养者亟宜慎之，日进加味两仪膏两匙，病愈而药弗止，以思患而预防之，则老人实受其福矣。问：眩运之是风非风，两无确据，姑置弗论。至用化痰药以治眩运，诚以眩运之，明明有痰也。安得谓其误乎？曰：眩运标也，痰亦标也，虚乃本也，因虚而运，非因痰而运也。设不运而专有痰，治之者专治其痰，为之化痰消痰，必至虚愈甚而痰亦愈甚。治痰且不能愈痰，岂治痰转可愈运乎？见痰休治痰，当治其所以痰，所以痰者，虚也。见运休治运，当治其所以运，所以运者，虚也。问：既不治痰，何以用陈皮、法夏？曰：藉以疏通道路，特佐使耳。所重者实在参、术、归、地也，此即八珍汤之变方。 如有虚热，熟地易而为生地。 如有虚寒，生姜易而为干姜，或酌加桂、附，或易汤而为丸。 徐徐服之，是在临证者之因时制宜耳。 至于是风非风，亦自确有证据。用散风药剂，则元气愈虚，眩运愈甚，明效大验，即证据也。 惟《灵枢·卫气篇》所云上虚则运①，差为近之②。 然谓之上虚，正恐虚不专在上耳。

●六君子汤合乌梅四物汤

党参（三钱） 白术（炒，二钱） 茯苓（一钱） 炙草（一钱） 陈皮（一钱） 法夏（研，一钱） 归身（炒，三钱） 白芍（醋炒，二钱） 熟地（二钱） 乌梅（五个）

生姜（三片）为引。

【校注】

① 上虚则运：上虚清阳不升则眩晕。 运，通晕，眩晕之意。《灵枢·卫气第五十二》"上虚则眩，上盛则热痛"。

② 差为近之：较为相近。

咽喉肿痛

咽喉肿痛，热证也。 有实热、有虚热。 其肿在咽喉两旁，或起疙瘩，或平贴如钱。 实热色多红紫，必见诸实证，如烦躁发渴，舌生黄苔、大便秘结之类。 此证常年皆有，疫疠盛行之年为尤甚。 盖胃热灼肺，上冲咽喉之所致也。 东垣治此证，用普济消毒饮，方书谓其极效，其实不甚济事。缘此等实热病证，热为标，实为本。不攻其实，而但清其热，未有不迁延贻误者。其用升麻，尤不相宜，予治此证，亦用此饮，然必删去升麻，重用大黄，但得洞下，一剂即愈。其咽喉肿闭，药不下咽者，用推赶恶血之法，但得咽喉微通，药能入腹，亦一剂即愈。遇术士弃而不治之证，即以此法施之，无不愈者。此等急证，存亡在呼吸间①，用药不可稍缓，即立论亦不必过谦也。此咽喉肿痛，察系实证之治法也。若系虚热，色多淡红，必见诸虚证。如渴而不饮、喜热饮、不喜冷饮、小便清频、大便溏泄之类，此证多见于大病之后，暨嬴弱之人。盖阴亏于下，火炎于上之所致也。张景岳治此证，用镇阴煎以引火归原，是否有效，学究未经目睹。辨证奇闻治此证，用引火汤。以巴戟代桂、附，谓桂、附虽为引火归原圣药，然能引火于一时，毕竟耗水于日后，所以不用桂、附而用巴戟者，取其能引火而又能补水也。学究亲见用此方者，一服即效，三服即痊。诚以阴虚水亏之候，施以滋阴补水之方，药证相投也。此咽喉肿痛，察系虚热之治法也。方书于此病证，辨论甚多，有喉风、喉痹、喉蛾、乳蛾，诸名目。言杂而庞，徒乱人意，宜以一笔抹煞，而以咽喉肿痛四字概之。有阴蛾、阳蛾、双蛾、单蛾、锁喉风、急喉风、急喉痹、阴虚喉痹、阳虚喉痹、格阳喉痹，诸论说，亦宜一笔抹煞，而以实热、虚热四字概之。其一切方剂，宜一笔抹煞，而以消毒饮、引火汤，二方概之。非刚愎自用②也，诚以存亡呼吸之顷，不敢存瞻徇调停③之见耳。

●加减普济消毒饮

生当归（五钱）　生地黄（五钱）　川大黄（五钱）　生黄芩（三钱）　板蓝根（三钱）　南薄荷（三钱）　生栀子（三钱）　天花粉（三钱）　怀牛膝（三钱，孕妇勿用）　马屁勃④（一钱）　元明粉（三钱，冲服，孕妇勿用）

●引火汤

熟地（三两）　　茯苓（五钱）　　麦冬（一两）　　北五味
（捣，二钱）　　巴戟（一两）

水煎服，份量系照抄，用时可酌减。

【校注】

① 呼吸间：喻极短时间。

② 刚愎自用：《左传·宣公十二年》："其佐先縠（hú），刚愎不仁，未肯用
　命。"宋代苏轼《谢宣召入学士院状》："知臣刚愎自用。"后称人傲慢固执、
　自以为是为"刚愎自用"。

③ 瞻徇调停：意为不辨是非，与自己意愿不合的也跟着干。瞻，看。徇，曲
　从。调停，不偏不倚。

④ 马屁勃：即马勃。

牙　疼

牙疼，热证也。有实热、有虚热。实热者其疼急，连及耳
轮、鼻准皆胀疼。其牙龈或红肿，或溃烂，必兼见诸实证，如大
渴引饮、烦躁不停、大便秘结之类。患此证者，率由食积于胃，
湿热熏蒸而然。年力壮盛之人多有之。虚热者其疼缓，牙龈红
肿，亦必轻微且兼见诸虚证，如渴而不饮、小便清频、大便溏泄
之类。患此证者，率由阴亏于下，火炎于上而然。气体衰弱之
人，或大病大欲之后，间亦有之。实热牙疼，治宜泻其实，实去

则热除，热除则疼止。用清胃饮加大黄下之即愈。愈后忌食蒜，兼忌食后酣寝，则其疼不复作矣。虚热牙疼，治宜补其虚，滋阴壮水以清热，惟玉女煎为最宜，一二剂即全愈矣。若其他虚证，重于牙疼，则当专以虚论，治其虚而疼自止，不必治牙疼也。且虚热牙疼，乃绝无仅有。实热牙疼，则所在皆然。学究自二十岁时，即患牙疼，兼牙龈溃烂，且起牙床疙瘩。屡愈屡作，必齿落而后已。然一齿方落，一齿又疼，以次递及，直无已时。服方书清热之剂，全不见效。更惑于引火归原之说，误服热药，其疼倍甚。至五十余岁，牙疼落去大半，迄未得一治法。戊寅之春，究心医理，始知方书之误我，良不浅也。方书凡遇热证，但治其热，而不治其所以热，敢用黄连以清热，不敢用大黄以泻热，实不去则热旋生，是以终归糜烂。名医误人，半由姑息，诸证皆然。而牙齿之脱落，则其误之确有可指者也。学究深受其误，知之最真，故不惮痛切言之，以为没齿之防。特制大黄清胃饮以泻实者，清热为拔树连根之计。顷者又以积食作热，牙齿疼甚，不得已施以此方，一服而泻作，三泻而疼止矣。夫年届六旬，攻泻原非所宜，然实热在中，非泻不愈。护疾养毒，必且变生他证，致烦大下屡下矣，且有病则病受之。知之既真，则图之宜早，正不必以虚脱为虑也。或曰用清热之剂治牙疼，所以屡服罔效者，以牙齿分属五脏，如当门四齿属心经，次肝、次胃、次肺、次肾。用清热之剂，加以引经之药则效矣。予曰不然，其责专在胃经也。胃经邪热，传入心经则昏沉。岂心经尚有邪热上窜牙齿乎？方书饰智惊愚，每以艰深，文其浅陋，业已误我半生，障眼法今已看破矣。或曰名医何尝姑息，宽厚和平，乃仁人君子之用心也。予曰是则然矣，何以一遇虚证，则为之平肝，为之利水，为之开郁，为之降火。如柴胡、香附、泽泻、车前、郁金、木香、黄柏、黄连，皆混列于补剂之中。仁慈何在？而孟浪若是乎？于邪气则姑息而保全之，于元气则孟浪而削斫之。此千古之大戒也。或曰舌以柔全，齿以刚折，子之论齿证也。毋乃昧于刚折之义乎？予曰唯唯，谨受教。

◉加减清胃饮

生石膏（二钱）　栀子（二钱）　黄芩（二钱）　生地（二钱）　丹皮（二钱）　生白芍（二钱）　甘草（一钱）　全当归（生，三钱）　川大黄（酒浸，生用，三钱或五钱）

◉玉女煎

生石膏（三钱）　大熟地（一两）　麦冬（二钱）　知母（二钱）　怀牛膝（一钱）

耳　肿

　　耳肿，热证也，实证也。有将耳窍肿闭者；有耳根肿至高起者；有上连耳轮下连腮颊俱肿者。其色红，其气热，其痛霍霍然。此证盖由饮食停滞，积而为热，上冲于耳。更为凉风所袭，冷水所激，内热熏蒸，外热郁阗①，是以焮红肿痛。此热系属实热。治以抽薪饮，加大黄洞下之②。实去则热息，热息则痛渐减，肿渐消矣。方书有耳痔、耳蕈、耳挺诸名目。形象虽不一，但凡红肿高大者，皆实热也，皆有根之火也。只清其热，殊不见效，必攻其实，乃能奏功。悉宜以抽薪饮加大黄治之。攻下胃中之实，方能消去耳中之热耳。问：耳为肾窍，属足少阴，食积于胃，属足阳明，各有经络不相紊③也，何为积在胃而热在耳乎？曰：薪然于灶④，烟出于突⑤，常也。若屋中柴薪堆积，一时并燃，门窗无不出烟，则其变也。胃中之积食作热，正如屋中之积薪厝火⑥，烟炎安有定处乎？ 且"邪之所凑，其气必虚"，各经之热，皆将归之。 若谓胃之热，止应在口，肾之热，方能至耳，此名医不通之论也。 问：何以知其为实热？ 何以知其非虚热？ 曰：于红肿暴痛知之。 若系虚热，必不红肿，且微痛而不暴痛。 问：柴胡疏肝散，乃治耳证之主剂，各种医书皆载此方，何为弃而不用？ 曰：柴胡表散，惟外感风寒者宜之，用以清热，此千古之大惑也！ 方书有柴胡清夜热之说，不思夜热，虚热也。施以表散，则虚者愈虚，故热者益热。 承讹袭谬，迫劳瘵速登鬼箓者，不啻覆辙相循矣⑦。 耳肿系属实热，施以表散，则实者仍实，故热者仍热。 且热势正在蒸腾，又复施之以散，是救火而扇之扬之也，烟焰当更炽矣。 夫热者标也，虚与实本也。 见热休治热，必治其所以热。 寒之不寒，责以无水，壮水之主，以镇阳光，此治虚热之定论也。 乌梅四物汤主之，其说已见前卷。 扬汤止沸，不如去薪，溃痈虽痛，胜于养毒，此治实热之定论也。抽薪饮加大黄主之，特于此发其凡焉。 若夫耳窍时流脓水，日久不愈，亦不甚痛，此名"聤耳"。 宜以红棉散掺之，不必服药。

●红棉散

干胭脂（五分） 枯白矾（一钱） 海螵蛸（二钱） 麝香（一字⑧）

研极细，瓷瓶收贮，勿泄气。拭去耳中脓水，擦之。

●抽薪饮

黄芩（三钱） 石斛（二钱） 木通（一钱） 栀子（炒，三钱） 黄柏（一钱） 枳壳（炒，二钱） 泽泻（一钱） 细甘草（一钱） 川大黄（酒浸，三钱）

【校注】

① 阏（yān 淹）：堵塞。

② 洞下之：使病人泻下如水的治法。

③ 不相紊：不紊乱，不相混。

④ 薪然于灶：柴禾在炉灶中燃烧。 薪，柴禾。 然，同"燃"。

⑤ 突：古时灶旁的出烟口，相当于今时的烟筒。

⑥ 积薪厝（cuò 挫）火：或谓厝火积薪。 指把火放在柴堆下，喻隐患。 厝，放置之意。 积薪，指柴堆。

⑦ "承讹袭谬"三句：沿袭继承错误的医学理论，是迫使劳瘵（结核病）速死，无异于重蹈覆辙，重犯前人犯过的错误。 袭，沿袭。 鬼箓，即鬼录。 旧时迷信，谓冥间死人的名册。 此指已死。 不啻（chì 斥），无异于，如同。 覆辙相循，重蹈覆辙之意。 亦即前面的车翻车了，后面的车又沿着前面车子的旧辙，再次翻车了。 喻后者不接受教训，重犯前者的错误。

⑧ 一字：少许。 字，在此为容量单位。 旧时有铜铸钱币，中间有方孔，俗称"字钱"。 将药粉倒入"字钱"的方孔中，装满一个字钱方孔的剂量则为"一字"。 四厘叫絫，十厘叫分，四絫叫字。 一字等于一分六厘。

耳 聋

耳聋之证，有实有虚。 瘟疫应下失下，邪热挟痰上拥，壅塞隧道。 有兼见耳聋者，此实证耳聋也。 聋为标，瘟为本，治瘟不必治聋。 聋为证，痰为病，因证可以知病。 此等耳聋，宜治瘟而兼治痰，蒌贝养荣汤合小承气汤，洞下①其痰，则瘟愈而聋亦愈。 瘟疫应下失下，邪热郁蒸日久，阴血为之枯槁。 自瘟疫既愈，而单患耳聋者，此虚证耳聋也。 聋为标，虚为本，治虚不必治聋。 补其虚而聋自愈，清燥养荣汤、人参养荣汤，可选用。核桃油入冰片少许，滴耳中以润之亦佳。 此专就瘟疫耳聋一端言之耳。 至于杂证耳聋，原不容强为牵合，然亦不外虚实两端。其虚者如年力既迈，气血渐衰，此老年之常态，亦耳聋之佳境，无病可医，不必服药。 若有微热，则用乌梅四物汤以滋阴。 若热而兼痰，则于四物汤中加陈皮以导滞可矣。 其实者率由于火，治以清热，抽薪饮、徒薪饮皆可用。 然火之旺，端②由水之亏，故热盛耳聋，不得专以实论，不宜专服凉药。 用一阴煎加减。一阴煎壮水以制火，补虚而兼清热，亦治耳聋之良方也。 耳鸣之证仿此。

●蒌贝养荣汤合小承气汤

知母（二钱） 花粉（二钱） 川贝（去心，三钱） 蒌仁（炒，去油，五钱） 橘红（二钱） 白芍（生，一钱） 当归（三钱） 川朴（捣，二钱） 枳实（炒，二钱） 川大黄（酒浸，三钱）

●人参养荣汤

党参（三钱） 麦冬（去心，二钱） 五味（一钱） 生地（三钱） 归身（生，三钱） 白芍（二钱） 知母（二钱）陈皮（一钱） 甘草（一钱）

●乌梅四物汤

生地（五钱） 归身（五钱） 白芍（生，三钱） 乌梅肉（去内壳，二钱）

水煎服。有痰加陈皮（一钱）。

●一阴煎

生地（二钱）　熟地（五钱）　麦冬（一钱）　甘草（一钱）　丹参（二钱）　醋白芍（二钱）　怀牛膝（一钱）　乌梅（五个）

水煎服。

●加减一阴煎

生地（二钱）　白芍（二钱）　麦冬（二钱）　熟地（三钱）　知母（一钱）　地骨皮（一钱）

●清燥养荣汤

知母（二钱）　花粉（二钱）　白芍（一钱）　甘草（一钱）　陈皮（一钱）

生地（三钱）　当归身（三钱）

灯芯引。

【校注】

① 洞下：峻下，大下，使泻下如从洞中出。

② 端：终究，端的。

鼻衄

鼻衄，热证也。内热蒸腾，灼及于肺，则鼻衄之证成矣。

各经之血，皆趋于肺，则大衄矣。 阴虚内损之人，水亏于下，火炎于上，间有见为鼻衄者，此虚热证也。 治以滋阴壮水以制火，一阴煎甚为相宜，必重加乌梅以敛之，庶几血可立止。 如药难猝制，先用白糖一两，开水冲服，加乌梅更好，即所谓独梅汤也。血止之后，须服一阴煎数剂，以壮水之源。 或乌梅四物汤，亦甚相宜也。 气血壮盛之人，饮食停积，因实生热，或食芥、蒜辛热之物，亦有见为鼻衄者，此实热证也。 当方衄之时，不及治实，迨既衄之后，热因衄而已泄，亦不必治实，此证可以勿药。 但以龙骨散或百草霜吹入鼻中，或裹成纸卷塞之，血止即愈。 如果大衄，则一阴煎、独梅汤亦甚相宜。 血止之后，亦须多服数剂。缘[1]大衄则实亦变而为虚，亟须滋养也。 此外如大劳、大怒，血热上涌，亦有见为鼻衄者，均可以前方治之。 从来病之趋虚，如水之就下，凡证皆然，衄亦如是[2]。 既有此证，遇热即行举发，须预为防之。 但觉肺经有热，如皮肤燥痒，寝不成寐之类，即服预止鼻衄汤数剂。 龙骨散亦须随身佩带，以备不虞[3]也。 瘟疫鼻衄，乃应下失下所致。 此证以瘟为主，但治瘟而衄自止。 且瘟热因衄而泄，瘟之为势转轻，即治瘟，亦不必大剂矣。

◉龙骨散

龙骨（煅，五钱）

为细末，吹鼻中，或纸裹成卷，切成段，塞鼻中。

◉预止鼻衄方

黑荆穗（研，二钱） 大生地（五钱） 酒芩（二钱） 麦冬（三钱） 南薄荷（二钱） 黑地榆（二钱） 元参（三钱）

灯芯（二十寸），竹叶（十三片）为引。

◉一阴煎

生地（二钱） 醋白芍（二钱） 熟地（五钱） 麦冬（二

钱） 甘草（一钱） 丹参（二钱） 怀牛膝（一钱）

加乌梅（三个），水煎服。

◉乌梅四物汤

当归身（炒，五钱） 醋白芍（炒，三钱） 生地（五钱）

熟地（五钱） 乌梅肉（一钱）

◉独梅汤

乌梅肉（三钱） 白糖（一两）

开水冲，微温服。

——————

【校注】

① 缘：因，因为。

② 如是：如此。是，此，这样。

③ 不虞（yú 鱼）：不测，没有预料。虞，预料。

鼻　渊

鼻渊，热证也；虚证也。其责在肺。内经谓胆移热于脑，则辛頞鼻渊①。此术士假托妄议，原不足凭。王太仆谓脑液下渗，则为浊涕，涕下不止，如彼水泉，故曰鼻渊。脑能渗乎？戴复庵②治此证，用补脑散，脑可补乎？此皆惑于术士荒诞之说③，而妄为附和者也。刘河间治鼻渊，用防风通圣散，加薄荷、黄连。此散中有硝、黄，是以鼻渊为实证矣。张景岳谓鼻渊脑漏。 新病者多由于热；久病者未必尽为热证。 漏泄既久，伤及髓海，则气虚于上，头脑隐痛，非补阳不可。 宜十全大补汤、补中益气汤主之。 此方中有参、桂，是以鼻渊为寒证矣。学究尝汇众说而核之④。 窃⑤谓鼻渊者肺证也，不在胆，亦不在脑。 虚证也，不宜硝，亦不宜黄。 阴虚内热之证也，不宜参，亦不宜桂。 即谂⑥其证之为虚，而施之以补，亦宜补血，而不宜补气。《石室秘录》所载：清金消毒汤，诚鼻渊对证之剂也。 夫鼻为肺窍，肺经有寒，则鼻流清涕；肺经有热，则嗽吐黄痰，此证鼻流涕而多稠浊，其为肺经之热也，明矣。 肺为清虚之府。其中不容一物，如果有热，亦系虚热，无可攻下。 因虚生热，而成鼻渊。 治此证者，补虚而兼清热，庶两得之。 此方乃治肺痈之主剂。 鼻渊与肺痈见证不同，为病则一。 一方而两用之，正不嫌于假借耳。

●清金消毒饮

当归身（生，七钱） 金银花（三钱） 粉甘草（三钱）麦冬（三钱） 元参（三钱）

【校注】

① 辛頞（è饿）鼻渊：由于此病多涕、鼻梁辛酸，故名。 頞，鼻梁。

② 戴复庵：即戴煟。 宋元时期温州（今浙江温州）人，宣奉大夫龙图阁学士戴溪之孙。 戴煟咸淳年间（1265—1274）任临安知府录，兼精医术。 谢太后得异疾，舌伸不能缩，煟应召诊治，敷以"消风散"，立愈。 太后大喜，以侄女妻之。 宋亡，煟弃官学道术，游于龙虎山。

③ 荒诞之说：荒唐错误的理论。

④ 核之：审察，审核。

⑤ 窃：古时自谦词。

⑥ 谂（shěn 审）：知悉，熟悉。

胃气痛

胃气痛，虚证也。其痛在脐腹以上，胸膈之间。时作时愈。愈则安然无恙；偶有拂逆①则复作。或一半日即愈，或三数日方愈。愈后仍无恙。此证非食、非水、非痰、非血，乃气也，乃肝气也。非肝气之有余，乃肝血之不足。虚证也。阴虚血燥，肝气妄动，木克土之证也。脾属土，胃亦属土，最畏肝木之克。肝藏血，血燥则肝张，而肆行克制。胃受制则气阻，而痛作矣。治此证者，急宜敛肝。方书中有白芍甘草汤，用之颇效。盖醋炒白芍，有滋阴敛肝之功。甘草味甘，甘先入脾，且能和中故也。以乌梅易白芍，名乌梅甘草汤，用之尤效，往往一服即愈。愈后服乌梅四物汤数剂，每夕服独梅汤一杯，则此证不复作矣。方书谓当胸之下，歧骨陷处，属心之部位。其发痛者，则曰心痛。又谓心不受邪，凡有痛者，皆包络也。又谓心痛有九种：一曰气，二曰血，三曰热，四曰寒，五曰饮，六曰食，七曰虚，八曰蛊，九曰疰②，各有治法，见《医学心悟》。核③其方药，恐未必效。惟友人任一如传诵治心痛歌云：三个乌梅两个枣，七个杏仁一处捣；加上一杯黄酒饮，不害心痛直到老。屡屡施之，甚有捷效。其用乌梅，与鄙意自属相同。用枣取其色红入心也，然味甘入脾且和中，亦与甘草相类。惟用杏仁，不知所取何意？有谓杏仁降气者，或者气降，则痛愈耶。既已施之屡效，自应照方录之，不必增减也。窃④谓心包何以能痛？殆⑤亦胃气痛乎？庸⑥特附其方于胃气痛之后。

●白芍甘草汤

白芍（醋炒，一两）　甘草（三钱）

●乌梅甘草汤

乌梅肉（五个）　甘草（五钱）

●乌梅四物汤

当归身（炒，五钱）　醋白芍（三钱）　熟地黄（三钱）
乌梅肉（三个）

●独梅汤

乌梅肉（三个）　红糖（一两），开水冲，微温服。

———————

【校注】

① 拂逆：不顺心，不如意，有违自己的意愿。

② 痒（zhù 住）：即痒恶心痛，一种烈性传染病，为致命重证。

③ 核：审察，审视。

④ 窃：旧时自谦词。

⑤ 殆（dài 带）：差不多。

⑥ 庸（yōng 拥）：犹"乃"，于是。《尚书·益稷》："帝庸作歌。"

肝气痛

肝气痛，虚证也。其部位在胸偏左。筑筑跳荡①，膨膨撑胀，按之无物，拍之如鼓②。 其痛不专在胸，能上冲于首，为头眩、眼黑。 窜于肩；串于背；及于腰臀，分布于臂膊；下注于胫股。 横冲直撞，直无定处。 若夫，上中下三焦；更其随便游行，恣意盘踞之所也。 至于克制脾土，使饥不得食，食不得化；渴不能饮，饮不能消，以致诸证丛生，尤其惯技耳。 故方书谓诸病多生于肝。 又谓肝为五脏之贼，如人中之小人。 以予视之，肝之为患，倍甚于贼。 贼可剿，肝不可剿也。 其贻戚③倍甚于小人，小人可进④，肝不可进也。 然而非肝之咎，阴血不足故也。肝藏血，血足则气静，血亏则气躁，躁而妄动，乃肝气之常。 一遇触忤⑤，则躁动更甚，肝气动，而各经之气随之：外而肢体、内而脏腑，全无静谧之区⑥矣。 患此证者，肝脉必大。 方书按其证，本其脉，制为平肝泻肝各方剂，施以柴胡、青皮、郁金、香附各药品，直视肝气为有余之证，且以损其有余，为主治之方矣。 不知愈损则肝愈虚，肝愈虚则气愈躁，而痛愈甚也。 名医车载斗量，方书汗牛充栋⑦，一脉相传，谁敢异议？ 肝经之厄曷⑧其有极也！ 知梅学究本儒书以究医理，于肝经病证，洞若观火⑨，特制乌梅四物汤，注意在滋阴、生血、敛肝。 肝气鸱张⑩，以乌梅之酸敛约束之。 肝血枯槁，以归、黄之甘润滋养之。 肝性虽狂悍，饵之以此，竟已俯首贴耳就物范围，诸证悉不作矣。此中机括⑪，类非术士所能见及⑫。 儒书中所谓欲并生者哉，正此义也。 用方既已屡效，立论亦不从谦，非欲与古人争胜也。 以儒生而亲术士之事，特降心相从，甘自贬损耳。 奉告同人，慎勿以医目我⑬。

●乌梅四物汤

当归身（炒，一两）　白芍（醋炒，三钱）　熟地（三钱）生地（三钱）　乌梅（去内壳，三个）

【校注】

① 筑筑跳荡：像捣土的杵一样地跳动。 筑，捣土的杵。《史记·黥布列传》："项
王伐齐，身负板筑，以为士卒先。"

② 拍之如鼓：叩之如鼓。 用手指叩击，发出鼓样声音。

③ 贻戚：遗留给人的痛苦。

④ 迸（bǐng 并）：通"屏"。 驱除。《礼记·大学》："迸诸四夷。"

⑤ 触忤（wǔ 午）：意即遇到不顺心的事。 忤，逆，不顺从。

⑥ 静谧（mì 密）之区：安静的地方。 静谧，清静，安静。

⑦ 汗牛充栋：形容书籍很多，搬运时可使牛出汗，收能塞满屋子。 柳宗元："其
为书，处则充栋宇，出则汗牛马。"

⑧ 厄曷（èhé 恶何）：意为抑制。 厄，阻塞。 曷，通"遏"，止。

⑨ 洞若观火：形容看得清楚明白。

⑩ 鸱张：解见卷一虚实篇。

⑪ 机括：奥妙，奥秘。

⑫ "类非"句：意思是说，这其中的深奥道理，不是术士所能理解的。 见及，
理解，明白。

⑬ "慎勿"句：意思是说，我是以儒生的身份，融会儒家思想，从事医学事业，
请不要仅仅以医生来看待我。

胁　痛

胁痛有实、有虚。 实者食也，虚者气也，血也。 实证胁
痛，必坚硬成块，胀满拒按，凡食积皆然。 而瘟疫失下，邪热附

丽于食，停积于胃，尤多此证，以吴氏三消饮下之即愈。 其重者为结胸，须小承气汤加瓜蒌，或黄龙汤方能下。 若但系食积，大和中饮加大黄足矣。 此实证胁痛之治法也。 若夫虚证胁痛，其病皆属不足，而其证皆似有余。 气虚胁痛者，其名为痕，痕者假也，空虚无物，忽聚忽散，其痛作止不常，男妇皆有之。 血虚胁痛者，其名曰癥。 癥者征也，尖圆成形，聚而不散，其痛绵延不休，妇科多有之。 方书治此二证，不外破气、破血，如排气饮、推气散，皆常用之方也。 三棱、莪术，皆常用之品也。 皆视气血为有余者也。 气血能有余乎？ 但无亏乏，即已流通舒畅，其不流通舒畅者，皆气血亏乏之所致，虚证也。 万万不可破者也。 试以气虚胁痛论之：气主于肺，气每动于肝；肝主怒，肝气动则诸经之气皆动矣。 其蓬蓬勃勃，正由气不归经，如鸟兽散还，莫定安辑犹恐不及，尚可剿杀诛戮乎[①]？ 更以血虚胁痛论之：血旺则流通，血亏则阻滞。 阻滞不行，则为癖、为块。 日增月盛，则作崇肆虐，拥于上焦，则胁痛之证作矣。 故癖块之壅滞，一如舟舰之浅搁，水旺则舟行，血旺则块消，此岂饮食之积，外来之患，可攻之而去者乎？ 以上一证，虽有气虚、血虚之分，学究治之，换方不换药，一以乌梅四物汤为主。 胁痛而空虚无物者属气虚。 用熟四物汤敛肝气，养肝血。 气以血为体，血足则气静而痛愈矣。 胁痛而为癖、为块者，属血虚。 用生四物汤，略加牛膝，养血敛肝，而兼导滞。 血旺滞行，而痛愈矣。 此虚证胁痛之治法也。 皆曾施而已效者，故备录之。

●吴氏三消饮

槟榔（三钱） 厚朴（捣，二钱） 知母（一钱） 黄芩（炒，一钱） 白芍（炒，二钱） 草果仁（炒，研，二钱）甘草（一钱） 羌活（二钱） 葛根（二钱） 柴胡（一钱）川大黄（五钱）

姜（三片），枣（二枚）为引，或加枳壳（三钱）。

●小承气汤

枳实（三钱）　厚朴（二钱）　川大黄（五钱）　全瓜蒌（半个）

水煎服，《石室秘录》用瓜蒌治结胸，加甘草以缓之。

●黄龙汤

大黄（三钱）　厚朴（二钱）　枳实（三钱）　甘草（一钱）　党参（三钱）　当归（三钱）　芒硝（一钱）

生姜(五片)、大枣(一枚)为引。

●熟四物汤

当归身（炒，五钱）　白芍（醋炒，二钱）　熟地（三钱）　乌梅肉（三个）

●生四物汤

全当归（生，一两）　生白芍（三钱）　生地（三钱）　乌梅肉（五个）　怀牛膝（三钱）

【校注】

① "奠定"两句：用安抚之法尚且不行，还能用屠杀的办法吗？　奠定安辑，用安抚的方法使之稳定，喻敛肝气，养肝血之法。　剿杀诛戮，用屠杀的办法镇压，喻行气破血之法。

腹　痛

腹痛之证，寒者居多。有寒而兼热者，霍乱是也；有寒而兼实者，内伤饮食是也。二证俱有专条，方论业已见前。至若寒而兼虚，多系气血本虚，更复受寒，俗所谓阴证是也。其证率由入房之后①，误食生冷；或冒风雨，寒气乘虚而入，凝聚于脏腑之中。是以脐腹绞痛。甚者唇、舌、爪甲皆青，最为危候。治此证者，急宜补虚暖寒。先用炒盐一斤，熨于患处，如其痛减，则为阴寒无疑。六味回阳饮，正其对证之方也。甚则加以肉桂。按方书肉桂温补命门，治心腹寒气，脐腹疼痛，一切沉痛痼冷之病。附子禀雄壮之质，有斩关夺隘之能，善走诸经，除沉寒、暖五脏、回阳气，本草极赞之，古方多用之。学究谓此二物，纯阳大热，体察病情，宜服之者甚少。惟阴证腹痛，乃沉寒痼冷之证。必须纯阳大热之药，方能救援也。桂、附与参、芪并用，得阳气之助，其力愈猛；与归身、地黄并用，得阴气之和，其性稍柔。六味回阳饮中有归、黄，可以略施维持，不致孤阳发越变生虚衰。虚寒腹痛，得其温补，一剂即愈矣。此外更有虫证腹痛，方书谓唇有斑点，饥吋痛甚者是。其虫盖由饮食停滞，湿热郁积而生，有蛔虫、寸白虫之别。宜用化虫丸消之，或遇仙丹下之。医书成方，亦自可取。当见证之初，气血尚强，消之、下之，自当虫去而痛止，此亦实证腹痛之类也。若患病既久，肌肤消瘦，则为虚证，正恐不任攻伐耳。窃谓虫积与血积，正复相似，以治血积之加味四物汤施之。滋阴以养正，导滞以除邪，腹中之虫，或不攻而自下也。此证本属罕见，姑②存此说云尔。

◉六味回阳饮

党参（一两）　当归身（炒，五钱）　制附子（二钱）　炮干姜（一钱）　炙甘草（一钱）　熟地（一两）

水煎服，或加肉桂（二钱）。

◉化虫丸　方见《医学心悟》

大黄（酒浸，一两）　木香（五钱）　槟榔（一两）　芜荑（一两）　白术（土炒，七钱）　陈皮（七钱）　神曲（五钱）　枳实（三钱）　白雷丸（一两）

共为末，苦楝根、猪牙皂角（各二两），煎汁为丸，空心，沙糖水送下，每服三钱，孕妇勿服。

◉遇仙丹

槟榔（三两）　三棱（三两）　莪术（三两）　黑丑（三两）　白丑（三两）　木香（二两）　甘草（一两）　川大黄（六两）

水丸，每服二钱，孕妇勿服。

◉加味乌梅四物汤

白芍（生，三钱）　生地（三钱）　全当归（三钱）　牛膝（三钱）　乌梅（去壳，五个）

【校注】

① 入房之后：性交之后。

② 姑：姑且，暂且，暂时。

腰　痛

腰痛，虚证也，寒证也。有因风而得者，有因湿而得者矣。要惟气血本虚，不能与邪气相敌，外邪斯①得而乘之，故其证为虚。风湿相感，气血凝滞而不流通，故其证为寒。用续命汤以散风，风已过而不留，所散才皆元阳也。用肾著汤以渗湿，湿已去而无迹，所渗者皆元阴也。轻病治成重病，职此②故也。治此证者，惟在补气、补血、暖寒而已。补气之品，莫良于参、芪。补血之品，莫良于归身、熟地。至于附片、桂心，能除沉寒痼冷，且能流通气血，可以为佐；羌活虽非虚证所宜，然能利周身百节之痛，可以为使；山萸肉、杜仲、枸杞，皆肾经药品，可为向导。此方以大补元煎加减，诚补虚、暖寒之主剂也，以治虚寒腰痛，甚为相宜。数剂之后，除去桂、附、羌活而常服之，自无腰痛之患矣。他如瘟疫初起，腰痛独甚，传变多危，治瘟药中宜重用知母。天花初起，腰痛独甚，其证亦危。治痘药中亦宜重用知母。若夫颠踬③腰痛，伤也，非病也，当作别论。劳倦腰痛，伛偻④不能直腰，伤也，即病也，加减大补元煎，自可酌用。至于冲、任、督、带之说，乃名医杳冥悄悦之谈⑤。儒生不欺人，亦不受名医之欺焉。

●加减大补元煎

党参（三钱）　口芪（炙，三钱）　当归身（炒，五钱）熟地（五钱）　桂心（冲，一钱）　附片（制，一钱）　羌活（二钱）　乌梅肉（三个）

【校注】

① 斯：则，乃。《论语·述尔》："我欲仁，斯仁至矣。"

② 职此：主要在这里。 职，主要。 柳宗元《天爵论》："然圣贤之异愚也，职此
而已。"

③ 颠踬（diānzhì 掂质）：倒仆，下跌。《资治通鉴·隋炀帝大业元年》："既战，
伪北；林邑逐之，象多陷地颠踬。"

④ 伛（yǔ 雨）偻：腰背弯曲。 出自《淮南子·精神训》："子求行年五十有
四，而病伛偻"。

⑤ 杳冥惝恍（yǎomíngchǎnghuǎng 咬明厂谎）之谈：无法验证的模糊不清的鬼
话。 杳冥，高远而不能见的地方。 惝恍，模糊不清。

身　痛

身痛有实证、有虚证、有虚实相兼之证。 实证者邪气实也，
风寒之外感，瘟疫之初觉①是也。 此等身痛，必见诸表证：如憎
寒、发热之类。 方论已见瘟疫及外感风寒各篇中，兹②不复述。
虚证者元气虚也，男科之虚损，女科之劳瘵是也。 此等身痛，必
见诸里证：如骨蒸、潮热之类。 治之之法：以滋阴养血为主，乌
梅四物汤，久服自愈。 其虚实相兼者，方书所谓痹证是也。《内
经·痹论》曰："风寒湿三气杂至，合而为痹。"风气盛者为行
痹，寒气盛者为痛痹，湿气盛者为著痹。《医学心悟》曰：行痹者
游走不定也；痛痹者筋骨挛痛也；著痹者浮肿重坠也。 治行痹
者，散风而兼补血。 所谓治风先治血，血行风自灭也；治痛痹

者，散寒而兼补火，所谓寒则凝滞，热则流通，痛则不通，通则不痛也；治著痹者，燥湿而兼补脾，盖土旺则能胜湿，气足自无顽麻也。通用蠲③痹汤，寒盛者加附片，湿盛者加防己、萆薢、薏仁。学究按此论不为无见，其方亦不无可取。当身痛见证之初服之，自可有效。独是患此证者，必系气血亏乏，故外邪得而乘之，是虚在未病之先矣。若日久失治，气血更复消耗，是虚在既病之后矣。风、寒、湿乃邪气之实，气血亏乃元气之虚，正所谓虚实相兼者也。逐邪则正气愈伤，扶正则邪气自除。治此证者，宜轻视实而重视虚。张景岳之三气饮，诚此证之主方，其大补元煎，亦可加减而借用也。

● 蠲痹汤

羌活（一钱，行上力大）　独活（一钱，行下力专）　桂心（五分）　秦艽（一钱）　当归（三钱）　川芎（七分，治血）　甘草（炙，五分）　桑枝（三钱）　乳香（透明者，八分）海风藤（二钱）　木香（八分，止痛，须理气也）

● 加减三气饮

归身（炒，五钱）　枸杞（炒，三钱）　杜仲（三钱）　熟地（三钱）　木瓜（三钱）　茯苓（一钱）　白芍（酒炒，一钱）　肉桂（一钱）　独活（一钱）　白芷（一钱）　炙草（一钱）　附片（一钱）

姜（三片）为引。

● 加减大补元煎

党参（三钱）　口芪（炙，三钱）　当归身（炒，五钱）熟地（五钱）　桂心（冲，一钱）　附片（制，一钱）　羌活（二钱）　山萸肉（炒，三钱）　乌梅肉（三个）　杜仲（炒，二钱）　枸杞（炒，二钱）

水煎服，或以煨姜（五钱）易桂、附亦可。

【校注】

① 初觉：疾病初起的感觉，亦即初起的症状。

② 兹：此，此处，这里。

③ 蠲（juān 捐）：除去。

便　血

便血，热证也，虚证也，阴虚内热之证也，肝脾二经之证也。 或因劳而成，或因怒而成，或因酒而成。 其血必在便后。若未便先下血者，乃疡、乃痔，指为便血则误；与便相兼，与脓相兼者，乃红痢，指为便血则亦误。 便血者大便之后，下血数点无他痛楚，但日见消瘦耳。 其病不在大肠、广肠，而在肝与脾。脾统血，肝藏血，肝与脾各得其所，则血自安其常。 血之随便下注也，统血者不能统，藏血者不能藏也。 脾与肝两失其职，而其责尤重在肝。 阴虚则肝燥，内热则肝张，肝气动则肝血随之而动，肝木肆克，脾土因以受伤，既不能藏，又不能统，斯①便血之证成矣。 此证虽虚而不可补，补则助热；虽热而不可寒，寒之热仍不退，而虚先不堪。 治此证者，惟②在滋阴而已。 阴足则热退，阴足热退，则肝复其故③，脾安其常，而血已归其经矣。 急治之法，尤在敛肝，阴难骤足，而肝可即敛，乌梅四物汤，滋阴而兼敛肝，与便血之证甚为相宜。 略加党参以事升提，尤为允当。 至于地榆、槐花，皆古方所常用者，术士之见，知当然而不知所以然，不过迁延敷衍，待病势既衰而自愈耳。若夫知、柏、芩、连，大寒之品，乃虚热病证所宜切戒者。王太仆云："寒之不寒，责以无水，壮水之主，以镇阳光。"此治虚热之定论。乌梅四物汤，即可为滋阴之主剂，亦即治便血之主方也。

●乌梅四物汤

当归身（炒，一钱）　白芍（醋炒，三钱）　熟地（三钱）生地（五钱）　乌梅肉（三个）

水煎服。当归身生用则滑肠，炒枯则助燥，宜微炒。头尾俱不可用。熟地忌酒蒸，忌砂仁炒。

●樗皮丸　治便血甚效

白椿根皮（一两）

晒干为细末，炼蜜为丸，每服一钱，开水送下。白椿即臭椿根上白皮，味最苦，性最凉。

●加减养心汤　治便血日久，心嘈、食减等证

大熟地（五钱）　潞党参（三钱）　干麦冬（去心，三钱）熟枣仁（研，三钱）　五味子（研，一钱）　大乌梅（圙圙，三个）　黑地榆（三钱）　炙甘草（二钱）　炙口芪（三钱）莲房（三个）　大枣（二枚）

●加减养心丸

当归身（生，五钱）　醋白芍（三钱）　大生地（五钱）大乌梅肉（五个）　干麦冬（去心，五钱）　酸枣仁（炒，五钱）　辰砂（为衣，五分）

共为细末，乌梅四物汤熬膏为丸芥子大，每服二钱，开水送。

① 斯：此，这。

② 惟：只。

③ 肝复其故：肝脏恢复原来的状态。指肝不燥、不张、不气动，不再肆虐而克脾土。

脱　肛

脱肛，虚证也。有虚而兼寒者，有虚而兼热者。泻痢日久，中气下陷，每有脱肛之证，则其为虚也明矣。其肿胀下坠者，虚而兼热也；其肌肤消瘦，面色㿠白①，下利完谷者，虚而兼寒也。虚而兼热之脱肛，忌用寒凉之药。盖虚热之热，热为标，虚为本，宜注意治虚，不宜注意治热也。虚而兼寒之脱肛，忌用燥热之药。盖此寒非外至之寒，亦非在中之痼冷沉寒，乃因虚生寒，宜温润不宜燥烈也。方书治脱肛之证，多用补中益气汤，术士依方施治，不甚见效。盖此方中有陈皮、柴胡，陈皮开气，已非正气虚者所宜；柴胡散邪气，亦散正气。外感之证，用以逐邪，甚为有力。正气虚者用之，则大不堪②矣。必删去陈皮，以乌梅之敛，易柴胡之散，此方乃纯而无疵，脱肛之证用之，乃有捷效也。虚而无寒者加炮姜，虚而兼热者加生地；其虚之甚而孤阳外越者，加黑姜炭。盖姜之为物，生用则解表，煨用则温中。干者炒黄为炮姜，其性大暖，故脱肛而虚寒相兼者宜之。干者炒黑为姜炭，能治虚热，故脱肛而虚热特甚者宜之。

究之治寒、治热，皆治其标，补中益气，乃治其本。此证小儿最多，勿谓小儿无虚证，置补中益气汤而不用也。

●加减补中益气汤

当归身（炒，五钱）　党参（五钱）　白术（炒，三钱）黄芪（炙，三钱）　炙草（一钱）　乌梅肉（五个）　升麻（蜜炙，一钱）

大枣（二枚）为引，或加炮姜（钱半），或加姜炭（钱半），临证酌之。否则照原方用生姜（三片）为引。

【校注】

① 晄（huǎng 谎）白：谓面色白而不润，属脾虚气血不足。

② 堪：胜任，禁当。

痔

痔，热证也，虚证也。相火妄动，蓄而不泄，邪热溢于小肠则为疝；邪热溢于大肠则为痔。初发微痒、微痛、微肿，形为枣核，其时证系纯热。用清凉药品，煎水温洗，敷以紫金锭，热退即愈，此痔之权舆①也。根蒂既成，则随时萌动，但有湿热，即归于大肠，而肿痛交作，数作之后，遂成痼疾②矣。有此疾者，最忌发怒，且忌受劳，劳与怒皆能伤气。气受伤则下陷，痔证随肛脱出，累累然如珠贯穿，不能收复，血水常流，痛如火炙，此痔之梗概也。方书有溃则为漏之说，洵③足骇人听闻；有肠风藏毒之名，亦可眩人耳目。有艾灸之法，是以火济火也。有药线之制，是以毒攻毒也。名医之心诚可佳，名医之识诚可笑也。奉告有痔之士，宜将各种方论，一笔抹煞，取治虚热脱肛之加减补中益气汤服之，或当有效。夫痔之为病，本甚轻微，初为热证，但外治以清凉即愈。继为虚、热相兼之证，升提以补气，滋阴以清热则愈。古名医治此证，亦有用补中益气汤者，乃兼以陈皮之行气，杂以柴胡之散气，是盖于证之宜攻宜补，药之是补是泻，究竟未曾分清，而以调停为得计也，是之谓庸医。

●加减补中益气汤

党参（五钱）　白术（炒，一钱）　黄芪（炙，三钱）　炙草（一钱）　当归身（炒，五钱）　升麻（炙，一钱）　生地（五钱）　乌梅肉（三个）

卷三

【校注】

① 权舆（quányú 全鱼）：萌芽，开始。

② 痼疾：积久不易治的病。

③ 洵（xún 寻）：诚然，实在。

一三三

秘　结

秘结，实证也，然有因虚而成者。且有专证、兼证之分：当审其在中焦、下焦，然后可以施治。所谓实证者何？瘟疫失下，邪热结聚等类是也，此即所谓兼证。盖瘟疫其本病，而秘结其兼见者也。 如在中焦则为结胸；如在下焦则系燥矢，方药已载瘟疫类中，兹不复述。 此外如阳脏之人，当少壮之日，食物不检，饮酒过度，实热结聚，亦成便秘之证。 其证在于中焦，胸腹胀痛，坚硬拒按，是其确据。 调胃承气汤，送遇仙丹，最为相宜。 此等便秘，皆实证也。 若夫年老之人，久病之人，阴血亏乏，津液不足，亦有患秘结者。 秘结原系实证，此等秘结，则因虚而成者也。 若不兼他证，专见秘结，万万不可攻下，宜以滋阴养血为主。 下焦不觉重坠，肛门亦无痛楚，其证仍在中焦。 加味四物汤，渐施滋养，自然滑润而下矣。 他若尪羸①之儿，值荒歉之岁②，专食糠谷，苟延性命③，其物枯燥艰涩，运送不出，亦成秘结之证，此不可以病论，亦不可以药医。 其结填塞粪门之中，且散遗于粪门之外，可以望之而见，可以探之而出也。 总之秘结之证，实者宜攻下，虚者宜滋养；在中焦者宜药饵，在下焦者宜探取。 方书中治下焦秘结，有猪胆导法，然不如麦麸半斤，皂角一两，煎水导之为愈也。

◉加减四物汤

当归身（生，一两） 熟地（三钱） 白芍（生，三钱）肉苁蓉（洗净，一钱） 火麻仁（三钱） 怀牛膝（三钱）

◉调胃承气汤

大黄（三钱） 芒硝（二钱） 甘草（一钱） 水煎送遇仙丹。

◉遇仙丹

槟榔（三两） 三棱（三两） 莪术（三两） 黑丑（三两） 白丑（三两） 木香（二两） 甘草（一两） 川大黄（六两）

水丸，每服二钱，孕妇勿服。

【校注】

① 尪羸（wāngléi 汪雷）：瘦弱。

② 荒歉之岁：指受灾而庄稼歉收、灾荒之年。

③ 苟延性命：姑且延长性命。苟，姑且，暂且。

癃 闭

癃闭，热证也。有实热，有虚热。实热癃闭，必大渴引饮，大便燥结。患此证者，多系气血壮盛之人；虚热癃闭，必不烦躁，不多饮水。患此证者，多系气血衰弱之人。方书谓小水①不通，是为癃闭，此最危最急之证也。水道不通②，则上侵脾胃而为胀，外侵肌肉而为肿；泛及中焦则为呕；再及上焦则为喘，其说诚为不谬。治此证者，大率③主于清热利水，如泽泻、车前，皆必用之品也。八正散、七正散皆常用之方也，施之少壮之人。实热之证，自系正治，倘证系虚热，则寒凉非所宜，疏利非所堪矣。若夫年老之人，阴竭之甚，别无他证，单患癃闭，则清热而无热可清，利水而水愈不利，此尤不可正治者也。方书谓命门火旺，则膀胱之水通；命门火衰，则膀胱之水闭。徒④助命门之火，又有阳旺阴消之虑，宜于水中补火。方用八味地黄汤。说见《辨证奇闻》⑤，又谓真阳下竭，元海无根，水火不交，阴阳否隔⑥，宜加减金匮肾气汤，大剂煎服，庶⑦可挽回。盖阳气亏甚，得热则行，惟桂心、附片，能使水因气化，说见《景岳全书》。以上二方，均属可取。独是病人阴虚尚可治，老人阴竭则难治，《东医宝鉴》⑧谓老人小便不通，多是气短血少，宜四物汤加参、芪，吞滋肾丸，此亦不得已之极思也。若夫实热癃闭，服清热利水之剂而不效者，宜分清饮重加大黄，甚则加以二丑，但得大便通利，则热随大便而泄，小便将自利矣。明修栈道，暗渡陈仓⑨，亦一奇也。又戴人⑩治小儿癃闭至急，用调胃承气汤加二丑头末，兼用瓜蒂散探吐之，吐泄交作，脓血并出而愈，见《东医宝鉴》。

◎八正散

车前　木通　滑石　山栀　大黄　瞿麦　萹蓄　甘草　各等分

◎七正散

车前　赤茯苓　山栀　木通　胆草　萹蓄　甘草梢（各二钱）

加灯芯、竹叶，水煎服。

◎八味地黄汤

熟地（一两）　萸肉（五钱）　丹皮（三钱）　山药（五钱）　泽泻（三钱）　茯苓（五钱）　肉桂（二钱）　附子（一钱）

水煎服。分两照《辨证奇闻》。

◎加减金匮肾气丸

八味地黄汤加怀牛膝、车前子（各三钱）。

◎四物汤加参芪

当归身（五钱）　川芎（二钱）　白芍（三钱）　熟地（三

钱）　党参（三钱）　炙芪⑪

水煎送滋肾丸。

●滋肾丸

知母　黄柏　肉桂　各等分，共为末，炼蜜为丸，每服三钱。

●大分清饮加大黄

茯苓（三钱）　泽泻（二钱）　木通（二钱）　猪苓（二钱）　栀子（二钱）　枳壳（炒，三钱）　车前子（炒，三钱）　生大黄（五钱）

●调胃承气汤

大黄（三钱）　芒硝（二钱）　甘草（一钱）

●瓜蒂散

甜瓜蒂　赤小豆（各等分）

共为末，热水调，量虚实服。

_____

【校注】

① 小水：小便。

② 水道不通：指小便不利，甚或小便癃闭。

③ 大率：大概，大约，几乎。

④ 徒：只。

⑤ 《辨证奇闻》：见《呃逆》篇。

⑥ 否隔：痞塞不通，阻滞不通之意。否，通"痞"。

⑦ 庶：或许。

⑧ 《东医宝鉴》：由朝鲜人许浚撰，辑录选摘中国医籍而成，23 卷。书中将疾病分为内景、外形、杂病三大类，每类记述多种病证的症候、病因、治法、方剂、单方和针灸治疗等内容，此外另有汤液篇论述本草，针灸篇介绍针灸法及经络腧穴。

⑨ 明修栈道，暗渡陈仓：据《史记·高祖本纪》载，公元前 206 年，刘邦攻下咸阳，被项羽封为汉王，带着人马到南郑去，途中烧毁了栈道。不久绕道北上，在陈仓（今陕西宝鸡东）打败秦将章邯的军队，又回到咸阳。后用来比喻用假象迷惑对方以达到某种目的。此处指用泻下法而泄热，但实际以通利小便的治法。

⑩ 戴人：即张从正（约 1156—1228），字子和，号戴人。金代睢州考城（今河南兰考、民权一带）人，用药偏主寒凉，善用汗、吐、下三法，被后世称之为"攻下派"。他于兴定年间（1217—1221）被召补为太医，不久辞去，与麻九畴、常德等士人，谈论医理，同时给民众治病，著有《儒门事亲》十五卷，大行于世。

⑪ 炙芪：原书缺剂量。

淋　浊

淋浊，热证也，虚证也。稽①之方书，浊有二：曰赤浊、曰白浊。淋有五：曰气、石、血、膏、劳。赤浊属热，抽薪饮主之；白浊属寒，八味丸主之。气淋劳倦即发；血淋遇热即发。五淋散主之，方书之治淋浊，率不外此。学究以为赤浊、白浊皆热也，皆虚热也。阴虚水亏，水不足以制火之所致也。赤浊者热之甚；白浊者热之微。治白浊而用桂心、附片，热证而予以热药误矣；治赤浊而用黄芩、黄柏，虚证而予以寒药亦误矣。至于淋证，亦系虚热，不止有五，亦不必区分为五。五淋散用茵陈、茯苓，意在渗湿；用木通、滑石，意在利水以渗湿。 利水之方，治阴虚水亏之证尤误矣。 治淋浊者，宜以滋阴为主。 水足则火息，而热自退，热退则浊者澄，淋者通。 惟生四物汤去川芎，加乌梅最为相宜。 凡患淋浊之人，类皆虚烦不寐，服此药当夕即能安寝，则是药证相投。 再服数剂，如源泉得雨，势将汩汩[2]来矣。 倘热势壮盛，方中加知母、怀牛膝均可。 若夫年老之人，虚弱之人，小便频数，滴沥不止，乃气虚不能收摄。 其证虚而不热，不可作淋证治，宜用加减补中益气汤升提之。 二方一升一降，临证慎勿误用。

●加减生四物汤

当归身（生，五钱） 生地黄（五钱） 生白芍（三钱）乌梅肉（三个） 知母肉（三钱） 怀牛膝（三钱）

●加减补中益气汤

潞党参（五钱） 炙口芪（三钱） 炙甘草（二钱） 炙升麻（一钱） 炒当归身（三钱） 熟地（三钱） 醋白芍（二钱） 乌梅肉（三个）

———————

【校注】

① 稽（jī 基）：考核，考查。

② 汩汩（gǔ 谷）：水流的样子。 此指小便通利。

遗 精

遗精，热证也，虚证也。 肾水不足，肾火妄动之证也。 患此证者，类皆身体单弱，性情浮动之人。始则向晦宴息①，不安于寝，辗转反侧，久不成寐。此盖肾火如焚，心火亦炽，熏灼煎熬，真阴业已亏损，既寐之后，阴血不能滋养，心神不能安贴，游梦戏动，一切幻境，俱成真境矣。此证甚多，治之之方亦不少：曰涩、曰固、曰培补先天，迂谬②相承，非口诛笔伐所能罄③，但取医书中之铮铮佼佼者④，略为指驳，已足正已往之误，而救未来之失矣。景岳谓肾气不固者，苓术兔丝丸为最佳。肾气何以不固？肾火妄动也；肾火何以妄动？肾水不足也。水亏之证，用茯苓、白术以渗湿；火旺之证，用杜仲、兔丝以补肾，宜乎不宜乎？又谓君火不清者，宜先服二阴煎。君火不清，亦肾水不足之所致也。用木通为竭泽之计，用黄连为灭火之方，堪乎不堪乎？术士经验之方，恐不如学究悬揣之论，请以肾水不足，肾火妄动，八字概之，即以乌梅四物汤主之。壮水之主，以镇阳光，此治虚热之要义也。服此方者，一寝即寐，斯为对证。不寐之证愈，则诸证悉愈矣。此方以未与此证相值⑤，特姑妄言之耳。

●乌梅四物汤

当归身（炒，五钱）　　生地黄（五钱）　　生白芍（五钱）
熟地黄（五钱）　　乌梅（五个）

【校注】

① 向晦宴（yàn 燕）息：意为到晚上就想睡觉。亦即困乏无力、困倦之意。向晦，即晚上。宴息，即睡眠。

② 迂谬：迂腐与荒谬。

③ 罄（qìng 庆）：尽。

④ 铮铮佼佼（zhēngzhēngjiǎojiǎo 争争绞绞）者：即超过一般水平的人。

⑤ 相值：相遇。 指乌梅四物汤用来治疗"遗精"证。 值，遇。

疝 气

　　疝气，虚证也。 其证小腹胀痛，牵连睾丸，一并作痛。 有
因坐湿地、浴凉水而成者，有因色、因气而成者。 要惟肾气本
虚，乃有此证。 盖病之趋虚，犹水之就下也。 方书七疝之说，
原系术士假托妄议，无足深论。 王太仆另有七疝之说，多主攻
下，则大非虚证所能堪矣。 夫疝之为证，乃气逆妄行，不能归
经，狼奔豕突①，窜于小腹，其胀满肿痛，似属气之有余，然而非
有余也。 以来一身之气上能不足，不能有余。 况疝气更系肾气
亏损之人乃有之，其为不足之证更明矣。 患此证者，最忌破气，
破气则气愈虚而愈逆。 若夫沉香、牛膝降气之品，依古方而误用
之，则此湿热下注，聚于肾囊②，肿痛愈甚矣。 治此证者，宜升
不宜降，宜敛不宜散。 补中益气汤，允为对证之剂，然必去柴胡
加乌梅，乃能奏功。 柴胡散者也，补剂中之贼也，于疝气大相
戾③者也。 乌梅敛者也，补剂中之媒也，于疝气甚相需者也。 重
用参、芪以补气，兼用归身以补血，微用升麻略事升提，气不下
陷，则疝愈矣。 或加熟地以补肾，或加山萸肉引药入肾，尤为相
宜。 若证系因湿、因寒而成，宜外治不宜内治。 盖服燥热之
剂，药未及病，上焦先受其扰，不如用干土炒热以暖之，于渗湿
散寒，两有神益④也。 若证系因色、因气而成，则惩忿窒欲⑤，尤
所宜知矣。

●加减补中益气汤

　　党参（三钱）　白术（一钱）　黄芪（蜜炙，二钱）　炙草

（一钱） 当归身（微炒，二钱） 升麻（蜜炙，五分） 熟地
（三钱） 乌梅肉（三个） 山萸肉（炒，二钱）

姜(三片)，枣(二枚)为引。

【校注】

① 狼奔豕突：狼和猪东奔西跑。比喻逆乱之气横行。

② 肾囊：阴囊。

③ 相戾（lì 厉）：不合适，不顺从。

④ 两有裨益：互有帮助。裨，好处，益处。

⑤ 惩忿窒欲：谓控制情绪不要愤怒，严禁房劳过度。

脚 气

脚气，表证也。虚、实、寒、热兼而有之。丙子①三月，曾
自患此。盖因当户濯②足，淋以热水，吹以凉风所致也。其痛在
右足，将趾本节微肿、微红。服槟榔散三剂，中有牛膝，直引湿
热下注，愈痛愈甚，延及脚心、脚面、脚腕，瘈疭抽掣③，一掣一
痛，两日夜迄无休止。迫④至三日黎明，体颤心摇，不能支持
矣。默计服参少许，或可暂救一时，姑妄试之⑤，能交睫者片
刻，乃知病势之剧，皆因方药之误。惟有进绝药饵，待其自愈而
已。迁延二日，痛仍不止，瞀乱⑥中暗自忖度⑦：此证因误服牛膝
而增重，施以升提，以药治药，或当有效。因服补中益气汤二
剂，病势略轻。但觉满腹郁热，非下不可，因服大和中饮，加以
大黄，溏泻六七次。泻一次痛减一次，三泻之后，足能履地⑧

矣。阅⑨十余日乃瘥。此学究治脚气之始末也。此证因风湿而成，端⑩由气血亏乏，不能与外邪相敌，则其病为虚。初得之时，畏寒恶风，必须著袜覆被，则其病为寒。数日之后，恶寒兼恶暖，覆被痛更甚，则其病为热。终以攻下而愈，则其病为实。然此皆刻舟求剑⑪之智，扣槃扪烛⑫之见也。脚气病证，乃表证之极轻者，特以⑬误服药饵，轻病治成重病耳。牛膝引火下降，骤若奔马，脚气本系湿热，牛膝更引周身之热一并注于患处，宜其痛之甚也。若初觉之时，不乱服药，避风、避湿，略施温暖，俾⑭气血流通，当必自愈矣。问脚气独无里证乎？曰：因气而得者，病之在里者也。盖怒则肝张，肝张则脾惫，脾不消水则湿生。湿注于足，则脚气成矣。此证燥湿利水，开郁平肝，皆大谬。惟服独梅汤以敛肝，敛肝以舒脾，舒脾以消水，方为中病。若用乌梅四物汤，去地黄加木瓜，尤与脚气病证，适相胋合⑮也。

●大和中饮

陈皮（二钱）　枳实（二钱）　砂仁（二钱）　山楂（二钱）　炒麦芽（二钱）　川朴（二钱）　泽泻（二钱）　炒神曲（三钱）　川大黄（三钱）

水煎服，此方非治脚气之剂，特借用之耳。

补中益气汤

党参（三钱）　白术（炒，一钱）　炙黄芪（二钱）　炙草（一钱）　陈皮（一钱）　升麻（一钱）　柴胡（一钱）　全当归（生，三钱）

姜（三片）为引。

●独梅汤

乌梅肉（五个）　水煎冲白糖（一两）服，有寒则用红糖。

●乌梅四物汤

乌梅肉（三个）　当归身（炒，五钱）　醋白芍（二钱）
川木瓜（三钱）

【校注】

① 丙子：即清光绪二年（1876 年），此年为丙子年。

② 濯（zhuó 浊）：即洗。 洗脚叫濯足。

③ 瘈瘲（chìzòng 赤粽）抽掣：手足痉挛抽搐。 瘈，筋脉挛急而缩；瘲，筋脉缓
瘲而伸。 抽掣即抽搐。 合而言之，为痉挛抽搐之意。

④ 迨（dài 代）：到。

⑤ 姑妄试之：暂且胡乱试一下。 姑，姑且，暂且。 妄，乱，荒诞不合理。

⑥ 瞀（mào 茂）乱：精神混乱。

⑦ 忖（cǔn 存）：揣度，思量。

⑧ 足能履（lǚ 旅）地：指足能踩到地上。 履，踩在上面。

⑨ 阅：经历，经过。

⑩ 端：终究，归根结底。

⑪ 刻舟求剑：喻拘泥成法，而不讲实际。 典出《吕氏春秋·察今》，即"楚人有
涉江者，其剑自舟中坠于水，遽刻其舟曰：'是吾剑之所从坠'，舟止，从其所
刻者求之。 舟已行矣，而剑不行，求剑若此，不亦惑乎。"

⑫ 扣槃扪烛：苏轼《日喻说》"生而眇者不识日，问之有睹。 或告之曰：'日状
如铜盘'，扣盘而得其声，他日闻钟以为日也。 或告之曰：'日之光如烛'，
扪烛而得其形，他日揣籥以为日也。"后以"扣槃扪烛"喻不经实践，不能得
到真知。

⑬ 以：因，因为。

⑭ 俾（bǐ 比）：使。

⑮ 脗（wěn 吻）合：同吻合。 脗，同吻的异体字。

疮　证

疮证有阴有阳。痈阳也，疽阴也；高肿者阳也，平肿者阴也；色赤者阳也，色暗者阴也。阳证之成也速，其愈亦易；阴证之成也迟，其愈亦难。疮证有实有虚，实者毒气有余也；虚者元气不足也。凡大热、大渴、烦燥、痞满、大便秘、小便涩，皆实也。凡手足厥冷、精神困倦、大便溏泻、小便清频，皆虚也。合而言之：阳证多实，阴证多虚；实者宜泻，虚者宜补。而滋阴养血，尤合实证虚证，而一以贯之者也。当疮证初起之时，备见诸实证者，宜生四物汤，去川芎加大黄。盖阳毒炽盛，由于内热熏蒸，釜底抽薪①，胜于决痈去毒，往往一泻而烦渴止，红肿消，不出脓而疮已愈。即②不能全消，而热势既微，则毒气自轻，此以泻为功者也。或于前方中加二花以解毒，加花粉以止渴，加皂刺引药力以达于患处，皆甚相宜。迨至脓出之后，自能生肌敛口，不必服药矣。若疮证初起之时，备见诸虚证者，宜熟四物汤，去川芎加乌梅。盖阴疮之成，皆由气郁，其病全在于肝，气郁者非气之有余，乃血之不足。血虚则肝燥，肝燥则肝气妄动，肝气动则多恚怒③，恚怒而不能发泄。则抑遏郁窒④，而疮证成矣。见证之初，急为滋阴养肝。阴血足，肝气静，则疮证亦可内消，即不能全消，而元气增一分，则毒气减一分，此以补为功者也。迨脓出之后，更宜气血双补，尤以三分补阳，七分补阴，于前方中加以党参、口芪，即参芪乌梅四物汤也。气血足则肌肉易生，肉满肌平，方为全愈。敛口后，自无倒发⑤之患矣。夫疮证虽有阴阳之分，要之皆然也，皆不可寒之热也。阳证乃胃经之实热，宜滋阴而兼攻实；阴证乃肝经之虚热，宜滋阴而兼养肝。方书谓阳证发于六腑，阴证发于五脏，皆臆说⑥也。立论既讹，立方亦误，不胜辨亦不必辨，置之可也。惟芙蓉膏、枣矾丸颇效。《石室秘录》⑦中有逐火丹，治汤火烧疮甚效。

●生四物汤

　　当归（生，五钱）　　白芍（生，三钱）　　地黄（生，五钱）
　川大黄（酒浸，三钱）　　花粉（三钱）　　皂角（捣，三钱）
金银花（三钱）
　　水煎服。专用头汁，二剂三剂皆可。

●熟四物汤

　　当归（炒，一两）　　白芍（醋炒，五钱）　　熟地黄（五钱）
　大乌梅（去壳，五个）

●参芪乌梅四物汤

　　党参（五钱）　　炙芪（五钱）　　归身（炒，七钱）　　熟地
（五钱）　白芍（四钱）　乌梅（去内壳，五个）

●芙蓉膏　此膏阴疮不宜用

　　芙蓉叶⑧（一两）
　　为细末，蜂蜜少许炼熟，加醋少许，调前药摊纸上，敷患处。如脓已将成，摊膏时须中留一孔，以出毒气。
　　枣矾丸　专治红丝疔、白丝疔用
　　生白矾（研极细，一两）
　　枣肉为丸，开水送服后，饮酒数杯，食生葱数根，覆被发汗。
　　逐火丹（治汤火烧伤，热毒内陷）

当归（生，一两）　荆芥（炒黑，三钱）　黄芩（生，三钱）　防风（三钱）　黄芪（五钱）　茯苓（五钱）　川大黄（酒浸，五钱）　生甘草（五钱）

【校注】

① 釜（fǔ 斧）底抽薪（xīn 新）：抽去锅底下的柴火。 比喻从根本上解决问题。

② 即：即使。

③ 恚（huì 会）怒：怨恨，愤怒。

④ 抑遏郁窒（zhì 至）：指肝郁气滞，肝气不得条达。 窒，阻塞不通。 如窒塞。《吕氏春秋·尽数》："精不流则气郁，郁处头则为肿为风……处鼻则为鼽为窒。"

⑤ 倒发：复发。 病愈后而又发作加重。

⑥ 臆（yì 亿）说：想当然而发的言论；无稽之谈。《颜氏家训·归心》："何故信凡人之臆说，迷大圣之妙旨。"

⑦ 《石室秘录》：综合类医学著作。 清代陈士铎撰。 计六卷。 卷一至卷五不分病证、脉象，统论正治、反治、内治、外治、急治、缓治、正医、反医等一百二十八法，各附列方剂，所论不同凡响，见解独特，尤多新意。 如言治则，除内治、外治、劳治、逸治外，又有因人而治的男女治法、老少治法、产前产后治法、贫富治法等。 初刊于康熙二十六年（1687 年）。

⑧ 芙蓉叶：即木芙蓉的叶，也叫拒霜叶、芙蓉花叶、铁箍散叶、木莲、七星花、水芙蓉、霜降花等。 属锦葵科植物。 花、叶、根均可供药用。 成分含黄酮苷、酚类、氨基酸、鞣质、还原糖等。 具有凉血解毒、消肿止痛等功效。 主治肿毒痈疽、丹毒、烫伤、跌打损伤等。

卷四

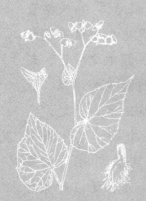

经期迟早

经脉之行，以一月为期，故曰月经，又曰月信。若每月必先期五六日，则为经早。每月必后期五六日，则为经迟，皆病也。方书谓血热经早，血寒经迟是也。又谓血热经早者，必色深而浓。脏气喜冷畏热，乃为真热。血寒经迟者，色多不鲜，涩滞而少，脏气畏寒喜暖，乃为真寒，亦是也。血热经早者，宜生四物汤加以知母、黄芩；血寒经迟者，宜熟四物汤加以桂心、附片。须于经期前十日服之，月服五剂，三阅月①即愈矣。夫血热经早，早则月月俱早；血寒经迟，迟则月月俱迟。寒热有定，故迟早亦有定。虽为愆期②，尚非错乱。证属轻微，犹易治疗。若夫迟早无定，则为乱经，此血虚之证也。血虚经乱，必至诸证丛生。《济阴纲目》专理妇科，其于经脉病证，概以四物汤加减主之。查此议创自王好古③，名曰六合汤，诸用不效，后人曾有以勉强牵合讥之者。然其失不在牵合，在于误用川芎耳。夫临证以辨别虚实为最先，女方以酌核攻补为最要。况虚之为证更危于实；补之为用，更难于攻。借草本之余气，以补经血之亏乏，却于滋补方中，杂以攻伐药品，安能④见功？四物汤攻补错杂，张仲景之制方，本末精当，术士尊仲景为医中之圣，率而行之，实尤而效之⑤也。且人之气血，只能不足，不能有余，其胀满凝结，为痞为块，为癥为痕者，滞也。皆似实而实虚者也。如果气足血旺，自然充满流通，安有壅滞之虞乎⑥？四物汤以行血之品，作补血之用，纵有归芍地黄，可以滋养其力，已十不当一⑦。以致经脉病证，由虚而枯，由枯而闭，驯至⑧喘嗽骨蒸，遂成劳瘵，而溘逝⑨矣。学究究心医理，洞见底蕴⑩，是以直发其覆⑪，且为之力救其失。于四物汤中，除去川芎之散，加以乌梅之敛，名曰乌梅四物汤，施之血虚乱经之证，百用百效。其兼热者，酌加丹皮、地骨皮，名曰丹地乌梅四物汤；其兼寒者，暂加桂心附片，名曰桂附乌梅四物汤；兼气虚者，略加党参、黄芪、名曰参芪乌梅四物汤。此诚血虚经乱之主剂；亦即调经之主法也。
问：既斥张仲景之失，何故用张仲景之方？曰：仍其乳名，以便呼唤耳。以乌梅之敛，易川芎之散，固已与张仲景大相反矣。
问：血热经早，血寒经迟之证，何故用之？曰：服于经期之前，借其攻伐之力，以为导滞之用也。川芎非不可用，特血虚之证，不可用耳。

◉生四物汤

白芍（生，三钱） 生地（三钱）川芎（三钱）知母（三钱）黄芩（生，三钱）当归身（生，五钱）

◉熟四物汤

白芍（醋炒，三钱）熟地（三钱）川芎（三钱）桂心（研，一钱）附片（一钱）当归身（炒，五钱）

◉丹地乌梅四物汤

白芍（醋炒，二钱）生地（三钱）熟地（二钱）乌梅（五个）当归身（生，五钱）丹皮（三钱）地骨皮（三钱）

◉参芪乌梅四物汤

白芍（醋炒，三钱）熟地（五钱）乌梅（三个）党参（三钱）炙黄芪（三钱）当归身（炒，五钱）

●桂附乌梅四物汤

白芍（醋炒，三钱）熟地（五钱）乌梅（五个）桂心（研，一钱）附子片（一钱）归身（炒，五钱）

———————

【校注】

① 三阅月：经过三个月的时间。这里是指经过三个月经周期。

② 愆（qiān 千）期：失期，过期。此处指月经错后。愆，过。

③ 王好古：元代著名医学家，字进之，号海藏。赵州（今河北赵县）人，通经史，好医方，曾跟随李东垣学医，精通医学。为赵州医学教授。著述有《医垒元戎》《此事难知》《伤寒辨惑论》《斑疹论》《活人节要歌括》《仲景详辨》《汤液本草》《阴症略例》等。

④ 安能：哪能，怎么能。

⑤ 尤而效之：学习错误的东西。尤，错误。

⑥ "安有"句：哪能造成壅塞阻滞的弊端呢？虞，忧虑。

⑦ 十不当一：十成错了九成多。当，适当，恰当。

⑧ 驯至：逐渐造成。驯，渐进之意。

⑨ 溘（kè 克）逝：忽然消失。此处指月经突然停止。溘，忽然。

⑩ 洞见底蕴：深知内情。洞见，洞察，深入透彻地了解。底蕴，深奥之处。

⑪ 直发其覆：揭去蒙蔽，露出真相。《庄子·田子方》："微夫子之发吾覆也，吾不知天地之大全也。"王先谦集解："覆，谓有所蔽而不见。"

经期诸痛

经期将临与经期已过，有患腹痛、腰腿痛、遍身痛者，此妇女之常病也。 血未行而痛先作，是为血滞；血既行而痛愈甚，是为血亏。 皆虚证也。 大凡血滞作痛，率皆由于受寒，平日或饮冷水，或受寒风，或用寒水浣濯①，或在凉地睡卧，皆能致之。盖经者，血之余，热则流通，寒则凝滞；通则不痛，痛则不通，此一定之理也。 寒气既伏，血脉凝滞，迨至②经期，血欲行而艰涩阻滞，则诸痛作矣。 治此证者，宜导滞而兼暖寒，桃红四物汤加桂心、附片，最为对证。 更用艾叶以熨之，自然血行而痛止。此证似实实虚③，不宜攻破，三棱、莪术，皆不可用者也。 若夫血亏作痛，率由身体素弱，精血本乏，行经之时，去血过多所致。 夫旧血之去，由于新血之生。 盈虚消长，乃天地自然之运，亦人生同然之理。 乃孱弱者当之，则不能堪而痛作矣。 治此证者，以补血而兼补气，乌梅四物汤，加党参、黄芪，最为对症。 腰痛加杜仲、枸杞，腿痛加木瓜，血渐充则痛渐止。 此证系属纯虚，最忌克伐，归尾、川芎，皆不可用者也。 他如经血正行，误饮冷水，或受寒风，经血忽止，诸痛旋作，且有兼见发热、憎寒、谵语、发狂者，此为寒入血室，风入血室。 盖经既行，而血已虚，风寒因虚而乘之，急证也，亦危证也。 熟四物汤加桂心、附片、荆穗、姜炭、艾叶，大剂急服，庶④可挽回耳。此证急宜审慎，方书有热入血室之说，此盖将瘟疫病证，误列经脉类中。 染患瘟疫，经血适来，邪热郁蒸，经血忽断，其憎寒发热，谵语发狂，皆瘟疫之本病，其责不在经也。 宜于瘟疫类中，按证施治，慎勿舍瘟治经，更勿与寒入血室、风入血室相混。

◉桃红四物汤

川芎（三钱） 酒芍（三钱） 熟地（三钱） 桂心（研，钱半） 附片（钱半） 桃仁（去皮尖研，一钱） 红花（一钱） 归身（炒，七钱）

●参芪梅四物汤

归身（炒，七钱）　　熟地（三钱）　　乌梅（三个）　　党参（三钱）　　炙芪（三钱）　　醋白芍（三钱）

●熟四物汤

酒芍（三钱）　　川芎（三钱）　　熟地（三钱）　　桂心（二钱）　　附片（二钱）　　荆穗（炒，研，五钱）　　姜炭（捣，三钱）　　艾叶（捣，钱半）　　归身（炒，七钱）

水煎成入黄酒（一大杯），热服蒙被发汗。

●艾叶熨法

艾叶（四两），平摊布上，用干砖一块，烧热，置艾叶上，包紧，安放患处，蒙被发汗。

【校注】

① 浣濯：洗浴。

② 迨至：等到，待到。

③ 似实实虚：看起来好像是实证，其实是虚证。

④ 庶：或许，差不多。

崩　中

崩中，虚证也，热证也。《阴阳别论篇》曰：阴虚阳搏谓之崩。《百病始生篇》曰：阳络伤则血外溢，阴络伤则血内溢。解之者曰：伤阳络则血上行而为吐衄，伤阴络则血下行而为崩中是也。其证经血暴下，甚至头眩眼黑，昏晕倾倒。有经脉本调，因横逆愤激，怒火发越，鲜血暴下如注者；有经脉连月断绝，郁而暴伸，宿血与新血同下者。其责在肝与脾。方书谓思虑伤脾，脾伤不能统血，则为崩。恚怒伤肝，肝伤不能藏血亦为崩，其论诚是。又谓思虑伤脾，宜服归脾汤；恚怒伤肝，宜服逍遥散，其见亦未尝不是。可惜归脾汤、逍遥散，无此功能耳。历代名医，咸谓肝属木，宜疏散，故治肝郁病证，方中每用柴胡，逍遥散其一也。试问：肝郁者，虚证乎？实证乎？肝藏血，血足则静，血亏则躁，躁则肝气妄动，其证见痞满，脉见洪大，皆郁之所致，实皆虚之所致也。补之敛之，犹恐不及，疏之散之，何以能堪①？当经血暴注之时，济以柴胡疏散之力，堤防愈溃，横流愈汹，是推波而助浪也，能愈血而止崩乎？若夫归脾汤中，用木香、远志，谓其能舒脾也。脾既伤损，血正沸腾，更以香窜之气，辛散之味，宣扬而鼓荡之，是欲烟焰之息，而扇之扬之也。血势更当发越，欲其归脾得乎②？且思虑偏多。凡妇女之多忧多虑者，皆肝虚血燥之所致也。见理稍明，立方或当。治此证者，惟用酸以养肝，甘以养脾，斯为得其要耳。宜仍以参芪乌梅四物汤予之。归身、地黄，最能滋阴生血；白芍、乌梅，最能补肝敛肝；党参、黄芪，最能补气补脾。肝敛则能藏，脾健则能统，则血不溢而崩止矣。此治崩中下血，至当不易③之方也。若夫年届五旬，经脉已断，血热妄溢，经脉复行，此亦脾不能统，肝不能藏之所致也。参芪乌梅四物汤，亦甚相宜。至于伤阳络血上行，为吐为衄者，用牛膝乌梅四物汤，以敛肝清热降火，加黑荆穗以引血归经，甚为允当④。此皆虚热之证，最忌苦寒之药，如黄柏、黄连之类，慎勿遵古方而误用之。

●参芪乌梅四物汤

党参（五钱）　炙芪（五钱）　归身（炒，五钱）　白芍（醋炒，三钱）　生地（三钱）　熟地（三钱）　乌梅（五个）

●牛膝乌梅四物汤

怀牛膝（三钱）　归身（炒，五钱）　白芍（醋炒，三钱）生地（三钱）　熟地（三钱）　黑荆穗（研，三钱）　乌梅（五个）

————————

【校注】

① 何以能堪：哪里能行？怎么可以呢？

② 欲其归脾得乎：想让它归于脾脏（被脾所统摄），能行吗？得，能够，能行。

③ 至当不易：再好不过了。

④ 允当：恰当，适当。

带　下

　　带下，虚证也。脾虚之证也。肝木克脾之证也。方书谓带为湿，尚为近是①。至谓②色青属肝，为风湿；色赤属心，为热湿；色黄属脾，为虚湿；色白属肺，为清湿；色黑属肾，为寒湿，不过示医道之精深耳。色青者龙胆泻肝汤，色赤者小柴胡汤，色白者补中益气汤，色黄者六君子汤，色黑者六味地黄丸，不过炫医术之高妙耳。术士宜，然自儒生视之，则以为未必尽然。夫带者，饮食之所化也。脾胃健壮，则饮食之精华化而为气为血。脾胃虚弱，则水谷之气味，不化气血而为带。至脾胃之虚，仍以肝木克之之故。肝木之克脾，仍以阴血不足之故。业已论之屡矣③。治此证者，仍宜滋阴以敛肝；敛肝以舒脾。惟参芪乌梅四物汤，最为对证。其兼见热证者，酌加丹皮、地骨皮；其兼见寒证者，酌加桂心、附片。虽其热为湿热，寒为湿寒，然不必渗湿利水。盖肝脾健则自能渗湿也。且不可专于健脾，盖肝敛则脾健也。此证本甚轻微，勿乱用药，勿以轻病治成重病可也。问：妇科诸证，皆宜乌梅四物汤乎？曰：惟经期之前，不宜用乌梅。故血热经早，血寒经迟二证，仍用川芎。此外各证，则皆去川芎加乌梅。盖人之一身，内而脏腑，外而肢体，无在而非血④。血足则气旺，血足气旺则无病。即有病而所病者皆实证而非虚证。凡系虚证，皆血亏之所致也。各经血亏，其病止⑤在本经。肝经血亏，其害及于各经，而脾经之受害尤甚。归身芍地，皆滋阴补血之要药，乌梅又补肝敛肝之要药也。且虚之为证虽百，虚之为病则一，治其一则诸证悉愈矣。所宜分者，止在寒热，非用方故从简易也，特以病本简易耳。若夫带下一证，区分五色，五色分配五脏，求精反凿。欺人岂不误人乎？

●参芪乌梅四物汤

党参（五钱）炙芪（五钱）乌梅（五个）归身（炒，八钱）醋白芍（三钱）地黄（五钱）

热证用生地，寒证用熟地。热证加丹皮、地骨皮（各三钱），寒证加桂心、附片（各一钱），水煎服。

【校注】

① 近是：接近于合理。

② 至谓：至于说。

③ 业已论之屡矣：已经论述过多次了。屡，屡次，多次。

④ 无在而非血：是说人体五脏六腑，四肢百骸，无处不需要血液的荣养。无在，无处。

⑤ 止：通"只"。

经　闭

经闭，虚证也。有表有里，有热有寒。有表而不可散，有里而不可攻，有寒而不可热，有热而不可寒。妇女之中年殂谢①者，此证居其大半，岂此证不可治乎？抑司命者②，见理不明，用药失当乎？患此证者，类皆孱弱之妇③，经脉由涩而少，由少而枯而闭。其致病之原，率由情思之郁结，故孀妇室女④，设遘此证⑤，尤非佳兆⑥。其证不肿不痛，非癥非瘕，方书谓之风消。为其肌肉干瘦，如风之消物也。谓之息贲⑦，为其气逆作喘也。谓之骨蒸，为其热在骨髓也。谓之干劳，为其津液悉化为痰，始咳吐而终干嗽也。患此证者有十忌，治此证者有十误。最忌平肝，误用柴胡、青皮；最忌开郁，误用郁金、香附；最忌破气，误用厚朴、腹皮；最忌破血，误用归尾、川芎；最忌渗湿，误用茯苓、白术；最忌利水，误用泽泻、车前；最忌发散，误用麻黄、桂枝；最忌攻下，误用莪术、大黄；最忌苦寒，误用黄连、黄柏；最忌燥热，误用桂附、吴萸。以⑧十忌而当十误，遘此证而能愈者，其十不获一也。治此证者，应将方书之所用归脾汤、逍遥散、六味丸、八味丸、琥珀散、玉烛散、小柴胡汤、九制香附丸、吴茱萸汤，一概屏除⑨。专以乌梅四物汤予⑩之。倘病者因服药罔效⑪，视药如仇，却药不服⑫，请预为开陈之⑬。此证全在于肝，肝血不能养心则多思，肝血不能自养则多怒，肝气上冲则为胀满，肝火灼肺则为咳嗽，肝血不能滋润则为蒸热，肝血不能养筋则为痿疲，肝血不能华色则为面黄肌瘦，肝气不能宣通则为项生瘰疬。然而诸证皆标也，血热肝燥乃本也。十误之误，皆误于治标也。不治标而治本⑭，庶几其不误乎？此方用归身、熟地以滋阴生血，用白芍、乌梅以补肝敛肝，欲与聚而恶勿施，以儒书为医书，小用自必小效，将见初服而标证顿减，久服而诸证全痊矣。问：虚不受补奈何？曰：肝气正横，施之以补，其不受也固宜。宜先以独梅汤赏之，服一时许，觉胸痛润和，仍欲再服，则是肝之张者，业已渐敛，怒已息而恣已平矣。然事以补剂予之，当不啻饥之得食，渴之得饮，尚何虚不受补之足云。问：经血之闭，不必治乎？曰：经血如沟渠之水，旱则不流，如雨当春，过一犁不待疏瀹而自流⑮矣。乌梅四物汤之滋阴生血，固岁旱之霖雨也。

●独梅汤

大乌梅（去壳，五个）　白糖（五钱）

开水冲，热服。

●乌梅四物汤

当归身（炒，七钱）　醋白芍（三钱）　生地黄（五钱）　熟地黄（五钱）　大乌梅（去壳，五个）

【校注】

① 殂（cú 粗）谢：枯萎，凋零。此处指妇女的天癸枯竭、月经闭止。

② 抑司命者：抑，发语词。司命者即掌管性命的人，指医生。《左传·昭公十三

③ 孱（càn 灿）弱之妇：虚弱的妇女。

④ 孀妇室女：孀妇，死了丈夫的妇女。室女，未结婚的女子。

⑤ 设遘（goù 构）此证：假若患了此病。设，假设，假若。遘，通"构"，造成，指患病。

⑥ 尤非佳兆：尤其不是好征象。兆，征兆，预兆。

⑦ 息贲：古病名。见于《黄帝内经》邪气藏府病形等篇。指呼吸急促，气逆上奔的疾病。为五积之一，久病可发肺痈。治宜清降肺气，涤痰泄热。

⑧ 以：因，因为。

⑨ 屏除：去除，丢弃。

⑩ 予：给，送。

⑪ 罔（wǎng 网）效：没有效果。罔，无，没有。

⑫ 却药不服：抵触药物、抛弃药物而不饮用。

⑬ 开陈之：陈述理由开导他（因服药不效而厌弃药物的病人）。

⑭ 不治标而治本：疑为"不治本而治标"。

⑮ "过一犁"句：指超过农民犁地那样深的墒情湿度，不需疏通而自流。此处是说由血虚所致的经闭，只要血虚治愈了，月经自然会按月而至。一犁，量词。疏瀹（yuè 月），疏通。

恶　阻

恶阻，虚证也。其证在脾，其病在肝。妊娠月余之后，每每患此。闻食气则恶，食入腹复吐。轻者择所喜而食之，迁延月余自愈；甚者全不能食，食必尽吐。无水谷以养气血，则虚者愈虚，而阻者愈阻。母子皆失所养，在产前胎固①易堕，即产后子亦难育，其证正不可轻视也。 方书谓此证为脾胃虚弱，或因胎气阻逆，或因痰饮阻逆。 胎气阻逆者，用保生汤；痰饮阻逆者，用加味六君子汤。 此不过敷衍枝梧②，以待病之自愈，故治如不治。 又其甚者，指为胃热，误用寒剂，以致脾泻；指为胃寒，误用热剂，以致血崩。 或用温肾之剂，谓补火可以生土。 热入子宫，正中要害，如瓜之伤其蒂，顷刻坠落，则治不如不治矣。 术士不知医，由术士之不明理，此理固非术士所能明者也。 学究有一隙之明，试明之以质高明③。 妊娠恶阻，其证在脾，其病在肝，肝木滋养于肾水，受胎则肾水养胎不养肝。 肝失所养，则不安其常，而肆行克制，脾土正其所克，是以先受其伤，其食不下咽。 下咽复吐者，脾土为肝木所困也。 然而非肝气之有余，实肝血之不足耳。 平肝二字，不知何人所俑④，历代名医恪遵⑤之以为师承。 一遇肝经病证，则青皮、香附，纷然杂投，不知肝血虚。 故肝气躁，平之则虚者愈虚，而燥者愈燥。 燥愈甚则克愈甚，克愈甚则阻愈甚。 几见恶阻病证，有因服药而愈者乎？ 治此证者，勿健脾以敌肝，敌肝则肝愈忿。 勿平肝以助肝脾，平肝则肝愈张。 学究止有一方，能治百病，施之恶阻，正属相宜，独梅汤是也。 盖肝最不平，且不可平，乃平之不平，敛之则平。敛肝之说，创之学究；敛肝之功，擅之乌梅。 此方之专用乌梅，正以其敛肝也。 肝敛则脾舒，脾舒则呕血，而恶阻之证愈矣。因其证之在脾，知其病之在肝。 脾弱肝强，不平肝而敛肝，此兵家所谓形格而势禁之，不战而屈人之兵者也。 恶阻愈后，日服乌梅四物汤一杯，以滋肾水生阴血。 阴血充足，胎与肝均得把注⑥，恶阻既不复作，胎前产后，母与子均获安全矣。

●独梅汤

乌梅（去骨，五个） 白糖（五钱）

开水冲热服，日三次。

● **乌梅四物汤**

当归身（炒，七钱） 醋白芍（三钱） 熟地黄（五钱） 生地黄（五钱） 大乌梅（五个）

水煎，每夕服一次。

【校注】

① 固：本，原来。

② 敷衍枝梧：敷衍塞责，搪塞之意。

③ 以质高明：自己弄明白了一点道理，讲出来以供高明之士参考。质，通"贽"，古时初次拜见尊长时所送的礼物。此处作动词用，可引申为"供奉"。

④ 不知何人所俑：不知是谁首开的恶例。所俑，即作俑。原意为制造殉葬用的偶像。《孟子·梁惠王上》："仲尼曰：始作俑者，其无后乎！为其象人而用之也。"后来将作俑比喻首开恶例。

⑤ 恪（kè 克）遵：谨慎地遵守。恪，谨慎，恭敬。

⑥ 挹（yì 易）注：把液体从一个容器中取出，注入另一个容器。此处指肝与肾两脏均得到精血的滋养。

子肿、子气、子满、子烦、子悬、子痫、子嗽、子淋

妊娠病证，有子肿、子气、子满、子烦、子悬、子痫、子嗽、子淋诸名目，皆虚证也。阴血不足，肝气不调之证也。方书谓子肿者，遍身肿而小便少。子气者，脚膝肿而小便多。子

满者，胸腹胀而气喘促，皆属湿。治宜导水汤。子烦者，脏躁悲伤，属胎热，治宜知母饮。子悬者，胎气上逼，属气逆，治宜紫苏饮。子痫者，暴仆抽搐，属风热，治宜羚羊角散。子嗽者，日夜咳嗽，属痰饮，治宜二陈汤。子淋者，小便频数窘涩①，属湿热，治宜五淋散。论虽多而不中于病，方虽多而不适于用。窃②叹名医与名士等，宜一并置之高阁，免致误国误人也。夫子肿、子气、子满，皆生于湿，湿何由而生乎？导水可以去湿，湿去即不生乎？且导之而湿遂去乎？不见有服利导药成瘕闭证者乎？学究谓此证与恶阻同。其证在脾，脾不消水则湿生。其病在肝，木克土则土不消水，是为湿之所由生。若夫子烦，乃肝气躁动也。子悬，乃肝气上逼也。子痫，乃肝气闭塞也。子嗽，乃肝热冲于肺经也。子淋，乃肝血燥而生热也。皆肝气不调之证，实皆阴血不足之所致也。证虽百而病则一，病一则方不得不一，亦以乌梅四物汤予之。肝敛则脾能消水，而子肿、子气、子满愈矣。肝气静则子烦、子痫、子悬愈矣。肝血足则不作热、不灼肺，而子嗽、子淋悉愈矣。夫天施地生，乃造物自然之气也。阳变阴合，亦人生自然之功能。只以气血不充，是以病证交作耳。问：此说岂亦出于儒书乎？曰：性善一也。发于恻隐③则为仁。发于羞恶④则为义。发于辞让则为礼。发于是非则为智。仁一也，见于事亲则为孝，见于事君则为忠，见于从兄则为悌，见于交友则为信。肝血不足之病一也，其证在遍身则为子肿，在脚膝则为子气，在胸腹则为子满，悲伤则为子烦，逼迫则为子悬，抽搐则为子痫，咳嗽则为子嗽，尿频数则为子淋。

●乌梅四物汤

当归身（炒，七钱）醋白芍（三钱）大生地（五钱）大熟地（五钱）乌梅肉（五个）

【校注】

① 小便频数窘涩：即小便频数、涩痛、淋漓艰难、小便不利的证候。多见于"热淋"证。

② 窃：私自，暗中，旧时谦词。

③ 恻（cè 策）隐：对别人的不幸表示怜悯。

④ 羞恶：丑恶。羞，通"丑"。

胎　漏

胎漏，虚证也，热证也。阴虚则生热，血热则妄行也。肢体壮盛者鲜①患此，形体单弱者乃有之。有无因而血自行，胎自动者；有暴怒伤肝，房劳伤肾，因之血行而胎动者，皆阴虚血热之所致也。血去则胞枯，胞枯则胎坠，此证最多且最急。治此之方，保产无忧散为最谬。此方载于《保产辑要》②，附于《达生编》③，流传于闺阁闺阃④间。据称胎气伤动，一服即安；腰疼腹疼，甚至见血不止，再服全安。其药率以分计，且云不可增减，故示神奇，实同儿戏。即令对证，亦难见功。况药味多与病证大不相宜。方中有川芎、有蕲艾二味，合为探胎饮；有厚朴、有枳壳二味，列于承气汤。夫胎既伤动，安之犹恐不及；血既妄行，止之犹恐不济，尚何敢于探胎承气而合用之乎？是殆以挽之者推之，援之者挤之乎⑤？此等方书，原不足责，然乐善好施者广为刊布，勘闻⑥浅者轻于信从，贻误既多，则驳斥自不可少也。此证与崩中相同，宜仍以治崩中之剂治之，惟参芪乌梅四物汤最为对证。参芪以提气，气提则血止；乌梅以敛肝，肝敛则血止，血止而胎安矣。夫血之妄行，原系因虚致热，然虚可补，热不可寒。黄柏、黄连皆虚证之鸩毒，热证之蟊贼也。生地清而不寒，能助归芍以滋阴，滋阴即所以清热。补虚清热，止血安胎，治胎漏之法备矣。此证有因跌仆筑磕而成者，前方可以酌而施之；有因误服药饵而成者，前方碍难执而用之。妊娠药忌最多，肉桂、附子之动血，尚属人所共知；牛膝、故纸之坠胎，则属人所易忽[7]。因论胎漏，特赘及焉。半夏、丹皮皆常用之品，妊娠亦忌之。

●参芪乌梅四物汤

党参（三钱）炙芪（三钱）当归身（炒，五钱）醋白芍（三钱）生地（五钱）熟地（三钱）乌梅肉（去内壳，五个）

【校注】

① 鲜：少。

② 《保产辑要》：明代张文远撰。张文远，字振凡，金坛县人，善医又工于胎产，万历间授太医院官，著《保产辑要》一卷。

③ 《达生编》：清代亟斋居士撰。共三卷。上卷主论产前事宜，列有临产要旨；中卷主论临产，列产后要旨，胎衣不下、乳少等；下卷论述产后育婴及格言、治疗方药等。主张产妇临产时要沉着、镇静，掌握"睡、忍痛、慢临盆"六字诀。为后人所遵循。

④ 闺阁闱闼（wéità 为踏）：闺阁即内室，闱闼即小门。喻妇女住所。

⑤ "夫胎即伤动"七句：意思是说，胎气既然伤动，安胎犹恐不及，血热既然妄行，止血犹恐无济于事。还敢破胎打胎吗？说明应挽留之而反攘推之，应援助之而反挤榨之。意为弄反了，搞错了。

⑥ 尠（xiǎn 显）闻：听说的很少。亦即孤陋寡闻之意。尠，"鲜"的异体字，少的意思。

⑦ 忽：忽略，忽视。

胎　动

　　胎动虚证也，热证也。　血因虚而生热，胎因热而妄动也。微动者胎之常，大动者胎之变；动甚则腹痛，痛甚则见血。　方书治此证，率用安胎饮、安胎散、泰山盘石散，此三方中皆有川芎，与胎动大不相宜，且有陈皮、紫苏、艾叶、砂仁，行气降气、燥热香窜之品，亦非胎动所宜用者。　盖既动之胎，闪闪如风前之烛，岌岌如雨后之墙，坠之则易，保之则难也。　夫胎养于血，养胎莫如养血。　血藏于肝，养血莫如养肝。　养血之药，莫如归身、地黄；养肝之药，莫如白芍、乌梅。　治胎动者，舍乌梅四物汤其奚以哉①！　妇人受胎之后，如果日服一杯，胎动之证自可不作。　若素未服此，或因他故以致胎动，将此汤急服一剂，则腹痛见血之证，亦可不作矣。　此妊娠胎动之治法也。　若夫将及弥月②，偶而胎动，甚或腹痛见血，亦系血虚生热之所致，方书所谓试痛者是也。　其时月分未足，胎气未完③，倘视为正产，投以催生药饵，如兔脑丸、胜金丹之类，是摘未熟之果，揠方长之苗，从此而难产之证成矣④。　凡产数日而始下者，皆误胎动为正产者也。　且催生药中，有麝香、丁香香窜之物，散气耗血之品，气散则乱，血耗则枯，正产用之，亦不啻⑤治丝而棼⑥，况试痛胎动而可乐事喜功乎？　是乃宜用乌梅四物汤，以重补其虚。　补虚即所以清热，清热即所以安胎，将见幼者旋⑦静，痛者旋止。　或旬余，或月余，小儿气血完足，自然瓜熟蒂落矣。　此方试痛胎动宜服，即正产胎动亦宜服。　盖诸痛皆属于肝，气之横逆，亦属于肝。　肝敛则气顺，而痛亦轻，产亦易也。　至方书中通用之方，惟佛手散为可用。盖产育之艰难，由于气血之扰乱，此方理气理血，有补有行，能使气归经，而血顺绪，当纷纠扰攘之际，有排难解纷之功焉。然佛手散正产可用，平时不可用。乌梅四物汤，平时可用，正产亦可用。凡孕妇当弥月之时，见胎动腹痛之证，先服乌梅四物汤一剂，续服佛手散一剂，顷刻即恭喜⑧矣。临产戒喧哗，故不另立论。

◉乌梅四物汤

当归身（炒，一两）醋白芍（三钱）大熟地（七钱）大乌梅（五个）

水煎服，临产不用生地。

◉佛手散

当归身（生，一两）川芎（三钱）

水煎服，临产不用生地。

◉保胎良方

归身（蜜炙，七钱）杭芍（醋炒，五钱）熟地（姜炒，五钱）川断（五钱）杜仲（炒断丝，四钱）萸肉（三钱）黄芩（一钱）香附（三钱）生地（三钱）砂仁（钱半）乌梅（二个）甘草（一钱）

姜（三片），枣（三枚）为引。

【校注】

① "舍乌梅"句：是说治疗胎动之证，除了乌梅四物汤还有什么呢？奚，何。

此句用法同"舍我其谁"。

② 弥月：怀孕已达到应有的月数。

③ 胎气未完：胎气未充盈。完，满，充盈。

④ "是摘未熟之果"三句：是说在孕妇未足月的情况下，使用破胎气的催生药物，宛如摘下未成熟的果实、拔掉幼苗一样，这样将导致难产。揠〔yà 亚〕，拔。

⑤ 不啻〔chì 斥〕：不只，不止。

⑥ 棼〔fén 汾〕：纷乱。

⑦ 旋：立即，时间极短。

⑧ 恭喜：指产妇顺利生下孩子。

产后忌用乌梅之证

产后气血两虚，是宜补；血虚尤甚，是宜补血，然乌梅四物汤非所宜矣。盖新产之后，气血已虚，而恶露未净，证系虚而兼滞，法宜补而兼行。方书通用之生化汤，化旧生新，乃产后之主剂也。孕妇分娩之初，虽无病证，亦宜服之。设有病证，悉宜以此方主之。但酌核于病证之虚实，以定药品之加减而已。夫气血本无实证，然余血变而为恶露，恶露积而为瘀血，停蓄壅滞，亦以实论。但病则实，而人则虚，可行而不可攻，当行而仍当补，即生化汤而伸之缩之，一方而诸证悉宜焉。一治产后血晕，其因恶露不行，血气上冲而晕者，宜原方。其因产育艰难，气血两伤而晕者，原方加党参。先淬烈火于醋中，熏其鼻以收其气，待其苏苏①，急服前剂，以防再晕。一治产后腹痛，其痛而兼胀，按之痛甚者实也；其痛而不胀，按之而痛减者虚也，宜原方；其痛而喜按、喜暖者寒也，原方倍姜炭。一治产后头痛，其面赤、唇紫、胸膈胀满者，血气上冲也，宜原方。其面黄、唇白、精神倦怠者，血气亏乏也，原方加党参。 若系感冒风寒所致，重加黑荆芥穗。 一治产后遍身痛，其痛而倦怠不举者，恶露壅滞也；其痛而骚扰不安者，阴血亏乏也，悉宜原方。 若因感冒风寒，气凝血滞，兼见憎寒发热诸表证者，倍姜炭加黑荆芥穗。 一治产后咳嗽，其因阴虚火炎上冲肺金者，宜原方。 其因感冒风寒者，倍姜炭加黑荆芥穗。 一治产后寒热往来，此证有乍寒乍热，寒热无定者；有先寒后热，先热后寒，寒热似疟者。 盖阳虚则畏寒，阴虚则作热。 热之甚者宜原方；寒之甚者增姜炭加党参。 一治产后泄泻，其因脾胃虚寒者倍姜炭；其因脾胃虚弱者加党参。 一治产后瘛疭发肿，此阴血去多②，血不养筋所致。 大虚之证，必须治之于早，迟则无及③。 微见抽搐，即瘛疭之渐，原方倍姜炭重加党参，急服之犹可挽回。 此外诸证，难以备举，可以类推。 要惟即虚实之微甚，权④之可矣。 产后可用之药甚少，忌用之药甚多，据《胎产心法》⑤内称，用乌药、香附、木香以顺气，反增满闷；用青皮、枳实、苏子以降气定喘，元气必脱；用黄芩、黄连、黄柏以清热，热势转增；用三棱、莪术、山楂以消块，旧血骤下，新血亦随之而损；用大黄、芒硝以通大便，反成膨胀；用五苓以通小便，反成癃闭，其说诚是。 因附录于忌用乌梅之后。

●生化汤

当归身（炒，一两） 川芎（一钱） 黑姜炭（五分） 桃仁（炒，去皮尖，研，十个） 炙草（五分）

水煎服，临产预为煎成，产后温热服之，设有他证随意加减。

【校注】

① 苏苏：昏迷后再醒过来。

卷四

一六九

② 阴血去多：失血较多。去，失。

③ 无及：无用，指失去治疗时机而让疾病转为难治或不治。

④ 权：权衡，估计。

⑤ 《胎产心法》：妇产科著作。清代阎纯玺撰，三卷。阎纯玺，字诚斋，上谷（今河北宣化）人，专攻女科，学验俱丰，博采众书，于雍正八年（1730）撰成此书。上卷为脉法，逐月养胎辨，三禁、胎前疾病 30 余种；中卷为脉诀，保产论、难产五因、催生论等；下卷为产后疾病 40 余种。搜罗丰富，对胎产、临产、产后各种疾病均有记述，并叙及优生胎教、逐月养胎。文字通俗，论病简约，颇多作者本人历练之谈。

产后宜用乌梅之证

产后忌用乌梅者，恐其有妨于恶露也；恐以乌梅之敛，致成恶露之瘀也。若夫大虚之症，极危之候，患不在瘀而在脱，欲救气血之散亡，正赖乌梅之酸敛矣。如产后血崩，其证新血暴注，是为血脱气陷。《胎产心法》治此证，特制加参生化止崩汤；盖生化汤加党参、白芷、黑芥穗也。窃谓血崩之证，万无血瘀之虞，若必兼防其瘀，仍恐无救于崩。此证宜补气而兼敛肝，惟补中益气汤去陈皮、柴胡，而加以乌梅乃为合宜。又如产后气喘，此盖荣血暴竭，以致卫气无依，是以孤阳上越。《胎产心法》治此证，选用贞元饮：盖当归、熟地、炙草也。窃谓血脱之责在肝；气喘之证责在肺。肝血虚则肝气躁，肝气上冲则肺气不宁。此证宜敛肝而兼敛肺，于贞元饮中加以党参、乌梅，乃为合宜。又如产后大汗。盖去血过多则亡阴，阴亡则阳无所附，是以汗脱亡阳。方书治此证，用麻黄根汤。窃谓麻黄身发汗而根止汗，虽系美谈，殊鲜实效。且治汗必须治其所以汗；损者益之；散者收之；惟于当归补血汤中加以党参、乌梅，乃为合宜。又如产后恶露不止，盖因冲任虚损，是以血不收摄，或兼旬①，或逾月②，或淋漓，或暴注。方书治此证，用十全大补汤加阿胶、续断。窃谓茯苓能渗津液，川芎能耗气血；此方有补之名，无补之实，故虚证用之，每多龃龉③，治恶露不止，曾施而已效者惟惜红煎加乌梅，最为合宜。夫乌梅善敛，恶露忌瘀，新产之时则然，兼旬之后则否。若夫血崩之证，虽当新产之时，亦无患恶露之瘀。至于大喘大汗，乃因亡血过多所致，又何瘀之足虑哉！且气以虚而上冲，降之不可；血以虚而下注，固之不能，惟有敛之之法，能令仅存者不至尽亡耳。气统于肺，治气莫如治肺。血藏于肝，治血莫如治肝。乌梅能敛肝且能敛肺者也，俱用之产后，方书罕见。前论以忌用名篇，此论以宜用名篇，两两相形，正欲剖判明晰④，以防误用耳。

●加减补中益气汤

党参（五钱）炙芪（五钱）炙草（一钱）归身（炒，五钱）乌梅（去核，五个）升麻（蜜炙，一钱）

●加减贞元饮

归身（炒，五钱）熟地（五钱）炙草（一钱）党参（五钱）乌梅（去核，五个）

●加减当归补血汤

归身（炒，五钱）炙芪（五钱）党参（五钱）乌梅（去核，五个）

●惜红煎

白术（炒，三钱）黄芩（钱半）生地（二钱）地榆（二钱）

川断（二钱） 荆穗（二钱） 扁豆（炒，三钱） 莲肉（三钱） 砂仁（研，一钱） 文蛤（即五倍子，一钱） 金樱子（去核，二钱）乌梅（去核，五个）

共合一处，炒黑煎服。

【校注】

① 兼旬：二十多日。旬，十日为一旬。

② 逾月：1个多月，超过1个月。逾，越过，超过。

③ 岨峿（jūyǔ 居语）：同龃龉，不相融合的意思。

④ 明晰：明确，一目了然。

乳　证

乳之证在表，乳之病在里，临证施治，当察病之虚实焉。一乳汁不行，有虚有实，其初次乳子①，乳房未透者实也。其连次乳子②，气血未充者虚也。其恶露壅滞，经络不舒者实也，其临产亡血③，津液不继者虚也。虚者宜当归补血汤以补之；实者宜生化汤加木香、白芷、穿山甲以行之。一乳泣、乳悬，一虚一实。当未产之前，气血并非充盛，乳汁不时流溢，方书谓之乳泣。产后有似此者，亦以泣论。此血亏气衰不能收摄也，虚证也。宜加减补中益气汤以升提之。当新产之后，乳房忽然细小，下垂长过于腹，方书谓之乳悬。此恶露壅滞，瘀血上冲也，实证也。宜大剂佛手散以疏通之。一乳痈、乳岩④，一虚一实。乳痈之证，乳房忽然坚硬疼痛，身体憎寒壮热。此盖经血阻滞、热势壅盛所致，实证也。初见证时，为积乳，为吹乳⑤，为妬乳⑥，服桃红四物汤即内消。其肿而色变者，势将成脓也，瓜蒌散加大黄以泻之。热有所泄，毒犹可消。其红而且紫，大渴烦躁者，脓势已成也，瓜蒌散加金银花、蒲公英以清之。热稍减，则毒亦稍轻。迨其溃而脓出，则热去毒消而痛止，不必服药矣。乳岩之证，乳房中有结核，大如棋子，不痒不痛，渐长渐大，数年之久，忽从内溃，洞窍深陷，有如山岩。此盖阴亏肝燥，多怒善郁所致，虚证也。即溃之后，治之颇难。用参芪乌梅四物汤，以大补气血，亦能生脓长肌而愈。若治之于早，专用乌梅四物汤，合十剂为一料，煎熬成膏，每晚冲服。如果气足血旺，自然不怒不郁而结核潜消矣。乳之为证虽多，以虚实二端绳之⑦，殆⑧亦了如指掌，朗若列眉⑨。虚实者病之格律也，岂独乳证然哉？

●当归补血汤

当归身（炒，一两）黄芪（生，五钱）
葱白（十茎）拍碎后入，一沸即止，一日之中，连服三剂。

●生化汤

当归身（炒，一两）川芎（三钱）桃仁（炒，去皮尖，十粒）炙草（五分）黑姜炭（五分）白芷（炒，三钱）穿山甲（炒，研，三钱）
水煎服，俯卧发汗。

●加减补中益气汤

党参（五钱）炙芪（五钱）炙草（一钱）归身（炒，五钱）升麻（蜜炙，一钱）乌梅（五个）

◉佛手散

当归身（生，一两）　川芎（三钱）

水煎服，一日之中连服三剂。

瓜蒌散（瓜蒌系俗名，本草作栝楼。）

乳香（一钱）　没药（一钱）　甘草（一钱）　当归身（生，一两）

瓜蒌（一个），煎一沸，取汁煎药，服后蒙被发汗。实热盛者，加酒浸大黄（三钱），新产慎用。

◉止渴散

金银花（五钱）　蒲公英（五钱）

或单服，或与前方合煎，单服加花粉（五钱）。

◉参芪乌梅四物汤

党参（五钱）　炙芪（五钱）　当归身（炒，五钱）　熟地（五钱）　白芍（醋炒，三钱）　乌梅（五个）

水煎服，有热用生地。

◉乌梅四物汤

当归身（炒，一两）　醋白芍（三钱）　熟地（五钱）　生地（五钱）　乌梅（三个）

合十剂为一料，煎汁成膏，每夕服一匙，白糖为引，开水冲服。

◉桃红四物汤

桃仁（炒，研，一钱）　红花（一钱）　全当归（生，一两）　川芎（一钱）　生地（五钱）　乳香（二钱）　白芍（生，二钱）　怀

牛膝（三钱）

【校注】

① 初次乳子：指第一胎，第一次哺乳。乳子，用自己的奶水喂孩子。

② 连次乳子：多次生孩子，连续哺乳。

③ 亡血：失血，流血过多。指生孩子时出血过多。

④ 乳岩：因其肿块坚硬，高低不平如岩石，故名。

⑤ 吹乳：即乳痈。分内吹、外吹两种。

⑥ 妒（dù 度）乳：因产后无儿吮乳，或产妇壮甚乳多，小儿未能饮尽，乳汁积蓄，与血气相搏，而致乳房胀硬掣痛。或乳头生细小之疮，或痛或痒，搔之则黄水浸淫。妒，"妒"的异体字。

⑦ 绳之：把握，衡量，确定。绳，法度，规矩。

⑧ 殆（dài 代）：几乎，差不多。

⑨ 朗若列眉：《国策·燕策二》有"吾必不听众口与谗言，吾信汝也，犹列眉也"。"列眉"犹言无可疑，后人把"列眉"作为明白解。朗，明朗，清楚。

块　证

　　块证，实证也，不可攻之实证也。方书有五积①、六聚②、七癥③、八瘕④之说。五积则援五脏以实之。六聚则援六腑以实之。七癥、八瘕无可证实，则缺之。其实之者臆说⑤也，其缺之者不能自圆其说也。然七八之数，诚属无稽⑥，癥瘕之名，正自不误。癥者征也，坚牢不移属血疾。瘕者假也，聚散无定属气疾。癥之成也，率由行经之时，新产之后，或伤生冷，或受风寒，血凝聚而不行，故结而为癥。癥之成也，亦由行经之时、新产之后，或因恚怒，或因忧思，气抑郁而不伸，故蓄而为瘕，俗谓其证为块，则径⑦以块证名之可矣。腹中既有此块，则饮食之气味，水谷之精华，皆供于块，块既得所凭依，渐次滋长，则能作祟⑧而肆虐，为撑胀；为潮热；为骨蒸；为咳嗽；为喘促。至于喘促，则不可为矣。夫瘕为气疾，气既痞满，似当破气。乃施以破气之药，如厚朴、乌药之类，则撑胀愈甚。癥为血疾，血既壅滞，似当破血。乃施以破血之药，如三棱、莪术之类，则蒸热愈甚。盖气血本不可破，似实、实虚之证，其气血更不可破也。惟《石室秘录》⑨中之栗粉丸，屡用之而屡效。然历时必数月之久，服药必数斤之多，且必块证初起，而无撑胀蒸热之患乃可服。若正气已亏，诸证迭见⑩，则此丸亦无能为役⑪矣。顷⑫一贫妇，块证濒危，其证胸胁胀痛，咽喉壅郁，头晕目眩，唇紫齿黑，察系阴虚火盛，予以丹地四物汤，加怀牛膝以引火下降，加黑荆芥以引血归经。一服而诸证悉轻，四服而宿块全下，浃旬⑬而健壮如常。一如鼻端斫垩⑭，垩尽而鼻不伤，漆园吏⑮诚妙手也。夫块之停滞，如舟之浅搁，破块者毁舟以救济也，何如雨降潮生而舟自行乎？且气疾、血疾与食疾并⑯；食疾呆物，且系外来之物，非攻不去。癥瘕属气、属血，虽蠢而尚有生气，且系内生之物，气血盛则能运化。癥之与瘕，虽有气血之异，然气必附丽⑰于血，血足则气静，故专以补血为要。如血虚之甚，则牛膝、川芎尚非所堪⑱，宜专以乌梅四物汤主之。

◉栗粉丸

地栗⑲似荸荠而小，生浅水中。造地栗粉与造藕粉相似。

地栗粉（八两）　白术（五两）　茯苓（三两）　神曲（二两）鳖甲（醋炙，一斤）　莱菔子（炒，五钱）　党参（五两）　甘草（一两）　白芍（三两）　法夏（一两）　白芥子（炒，一两）　厚朴（五钱）　肉桂（三钱）　制附片（一钱）

共为细末，炼蜜为丸，如芥子大，每夕服五钱，服后煮枣数枚以压之。

●丹地四物汤

当归身（生，七钱）　生白芍（三钱）　川芎（三钱）　生地（五钱）　丹皮（二钱）　怀牛膝（三钱）　黑荆穗（研，三钱）　骨皮（二钱）

●乌梅四物汤

当归身（炒，七钱）　醋白芍（三钱）　大生地（三钱）　大熟地（三钱）　大乌梅（囫囵，三个）

卷
四

一
七
七

【校注】

① 五积：五积是五脏部位的肿块或积气；心积叫"伏梁"，肝积叫"肥气"，脾积叫"痞气"，肺积叫"息贲"，肾积叫"奔豚"。

② 六聚：指六腑部位积液或积气。忽聚忽散，时有时无，病无定处。

③ 七癥："癥"是有形体，可摸到，固定不移的包块或积液。巢元方称"为妇人36病之七种"。

④ 八瘕：瘕是时有时无或移位的积气或积液。即青瘕、黄瘕、燥瘕、血瘕、脂瘕、狐瘕、蛇瘕、鳖瘕。皆系妇科病。

⑤ 臆说：缺乏客观证据的说法。臆，主观的，缺乏客观证据的。

⑥ 无稽〔jī 基〕：亦即"无稽之谈"，是没有经过查证的说法。稽，核审，审查。

⑦ 径：直，直接。

⑧ 作祟〔suì 岁〕：作怪，作乱。祟，迷信说法，指鬼神带给人的灾祸。

⑨ 《石室秘录》：见卷三《疮证》篇注⑦。

⑩ 迭〔dié 蝶〕见：接连不断地出现。迭，屡，连着。见，同"现"。

⑪ 无能为役：不能使用。 役，用，使唤。

⑫ 顷：不久前，短时间。

⑬ 浃（jiā 夹）旬：一旬十日，故一旬称"浃日"。 十旬称"浃旬"。 浃，周
匝。

⑭ 斫垩（zhuó'è 浊恶）：《庄子·徐无鬼》："郢（（yǐng 影）楚国都城，在今湖
北江陵一带）人垩漫其鼻端，若蝇翼，匠石运斤成风，听而斫之，尽垩而不
伤。"是说匠人运用斧的神妙，比喻技术高明。 斫，砍、削。 垩，白土。

⑮ 漆园吏：蒙（在今河南省商丘市北）古时有个漆园，庄子在这里作漆园的官，
故称庄子为漆园吏。

⑯ 并：合，混合。

⑰ 附丽：依附、依靠。

⑱ 非所堪：不可以胜任。 堪，胜任。

⑲ 地栗：荸荠之别名。 味甘，微寒，无毒。 入肺、胃经。 治口渴、黄疸、热
淋、痞积、赘疣等。

小儿风气

证有可以风名，而不可以风治者，小儿风气是也。 其证有
三：曰急惊风；曰慢惊风；曰慢脾风。 类皆二目天钓，角弓反
张，手足抽搐，牙关紧闭。 其猝然而得者为急惊风；其由渐而成
者为慢惊风；其因吐泻而成者为慢脾风。 其证虽以风名，然不可
以风治。 如散风之品，驱风之剂，防风、荆芥、羌活、独活、细
辛、干葛、柴胡、紫苏、薄荷之类；钩藤饮、撮风散、羌活散、
至宝丹之方，皆助其飞扬发越之威，而速其燥烈枯槁之势者也。
薛立斋谓："此证为肝经血虚，火动生风。"张景岳谓："小儿真阴

未足，故肝邪易动，肝邪动则木能生火，火能生风。"其说诚是，而其所用之方，乃为泻青丸、抑肝煎，未免与真阴不足之证相反。至^①用六味丸以滋肾水；四君子汤以补脾土。论在肝而治不在肝，迁就躲闪，俱系题外文章，药与证仍相左^②也。窃谓目属肝，肝血虚故天钓；筋属肝，肝血虚则抽搐；肝热灼肺，故痰涎壅盛；肝气横逆，故胸胁胀满。其证全在于肝，用药亦宜专注于肝。乌梅四物汤为肝证之主剂，亦即风证之主剂也。急惊风者，虚而兼热，宜生四物汤。痰盛加陈皮；便秘送一捻金。慢惊风者，证系纯虚，宜熟四物汤。慢脾风者，虚而兼寒，宜熟四物汤加姜炭。气虚将脱者，加参、芪、升麻，即加减补中益气汤也。己卯仲夏，一婴儿因痘后蓐^③，感寒成嗽，久嗽成风，痰壅气闭者数次。延^④一女医善针法，按穴下针，喉闭针之即通；眼斜针之即正；口噤针之即乳^⑤。旋作旋针，旋针旋愈，通宵连针数十次。其针不痛，针空^⑥亦不发，真神技也；兼服其珍珠琥珀散，泻下痰涎甚多，兼旬而愈。仲秋又作，仍延女医治之而愈。孟冬^⑦又作，适^⑧女医远出，急不可待。察其证，肢体瘦损，面色萎黄，咳嗽不息，痰涎壅盛，彻夜不乳不眠，泻痢不止，手足凉过膝肘，烦躁啼哭不停。不得已，以乌梅四物汤灌之，一时许即食乳安眠。再灌之痰嗽皆轻。更以加减补中益气汤灌之，泻痢顿止。通服乌梅四物汤四剂；加减补中益气汤一剂，诸证全愈，月余气体复元矣。小儿患此证者甚多，术士知此证者甚少，散风固误，健脾补肾亦误。又其甚者，于慢惊、慢脾极虚之证，投以黄柏、黄连极寒之药则尤误。好生者悯^⑨之，刊布各种善书，多载慢风治法，宜寒剂而用热药，反其道以行之，庶几不得于彼，必得于此矣。岂知大下而重补其阳，骤升而阴遂陷，固亦同归于误乎！学究凡治阴虚之证，悉用乌梅四物汤。风气正阴虚证也，证有急慢之分，方有生熟之别，或合一捻金而兼泻，或合益气汤而大补，临证酌之可耳。

●生四物汤加陈皮

当归身（生，五钱）　醋白芍（三钱）　大生地（五钱）
乌梅（囫囵，三个）　陈皮（一钱）

水煎三沸即止，勿令稠浓。

●一捻金

生大黄　黑丑（炒）　白丑（炒）　党参　槟榔（各一钱）

研细取头末，每服一字。

●熟四物汤加姜炭

当归身（炒，五钱）　醋白芍（三钱）　大熟地（五钱）
大乌梅（囫囵，三个）　黑姜炭（捣，一钱）

水煎三沸即止。

●加减补中益气汤

潞党参（五钱）　炙黄芪（三钱）　当归身（炒，五钱）
大熟地（五钱）　醋白芍（三钱）　大乌梅（囫囵，三个）　升
麻（蜜炙，一钱）

生姜（三片）为引。

●珍珠琥珀散

珍珠　琥珀　牛黄（各五分）

共为细末，每服一字，土蜂窝煎汤为引。

─────────

【校注】

① 至：至于。

② 相左："左"即斜、偏、差错。如"左道旁门"；前后不一致叫"相左"。

③ 薤：见卷一《瘟疫下后诸证》篇。

④ 延：请。

⑤ 乳：吮乳，食乳。作动词，能吃乳。

⑥ 空：通"孔"。

⑦ 孟冬：冬季的第一个月，即农历十月。

⑧ 适：刚巧。

⑨ 悯（mǐn 敏）：哀怜，同情。

小儿阴虚

　　小儿病症甚多，其大要有二：曰实、曰虚。实证亦有二：曰表实、曰里实。虚证亦有二：曰阳虚、曰阴虚。时医①知实而不知虚，古名医知虚而不知阴虚，此小儿阴虚之论之所由作也②。何为知实而不知虚？试观小儿泻痢、小儿呕吐、其由停积乳食而成者，在里之实证也，所谓内伤饮食者是也。攻之、下之，积去即愈。小儿发热、小儿咳嗽，其由感冒风寒而成者，在表之实证也。所谓外感风寒者是也。表之、散之，邪去即愈。此时医之所长也。若夫泻痢日久，呕吐日久，发热日久，咳嗽日久，则成虚证矣。时医治此，仍复攻之、下之、表之、散之。见其因虚作胀也，则用陈皮、青皮以破之；见其因虚作热也，则用川连、胡连以寒之；迨至脾败风生，则用除风之药以终之。吾故曰时医知实而不知虚也。何谓知虚而不知阴虚？试观小儿科中所刊诸方：曰肥儿散、肥儿丸，曰四君子、六君子，皆阳分药也，凡遇小儿虚证，率以其方施之。岂知小儿所虚者阴，诸方所补者阳，阳愈胜则阴愈惫③乎？

服之不应，则加以桂心，加以附片。 桂、附尤纯阳大热之药也。欲回阳气于无何有之乡，实摧阴气于无何有之乡④矣！吾故曰：古名医知虚而不知阴虚也。 何谓小儿所虚者阴⑤？ 试观诸风病证，皆有其所以然。 小儿之所以久泻者，脾土困惫也；脾土之所以困惫者，肝木克制也；肝木之所以克脾者，阴虚肝燥也。 肝失其常则克脾，脾失其职则作泻，此因阴虚而泻也。 迫至大下亡阴，则又因泻而阴虚矣。 吾故曰：小儿之所以虚者阴也。 泻如是，痢亦如是，呕吐亦如是。 至于发热，或潮热，或夜热，皆阴虚也。 咳嗽亦阴虚也。 阴虚于下，则气逆于上，痰随气升，咳嗽之所由作⑥也。他如阴虚作热则蒸变⑦，阴虚肝燥则夜啼。 又如小儿疳证，类皆肌肉消瘦、皮毛憔悴。 方书有五疳名目，谓：面黄食土为脾疳；面青眼涩为肝疳；面红烦渴为心疳；面白鼻涕为肺疳；面黑足冷为肾疳。 立论甚详，可惜见理未透⑧；制方甚夥⑨，可惜取效全无耳！夫疳证乃乳食停积，久而作热，消耗煎灼，以致津液枯槁，亦阴虚之证也。 合而言之：泻痢、呕吐、发热、咳嗽、蒸变、夜啼、以及疳证，皆病之标，阴虚乃证之本。 得其本尤事理。 治以上诸证，服之而一效百效，一愈百愈者，无如乌梅四物汤矣。 问：小儿独无阳虚证乎？ 曰：阳虚暴亡，泻痢久而气脱者是也。 预防其脱，惟加减补中益气汤最效。 问：乳食初伤何以治之？ 曰：一捻金甚效。 问：风寒初感何以治之？ 曰：五更时儿与母皆覆被蒙面，微煖⑩微汗即愈，不必服药。

● **乌梅四物汤**

归身（炒，三钱） 生地（二钱） 熟地（二钱） 白芍（醋炒，三钱） 乌梅（三个）

水煎服，有寒加黑姜炭。

● **加减补中益气汤**

党参（三钱） 炙芪（三钱） 炙草（一钱） 归身（炒，

三钱）　熟地（三钱）　　白芍（醋炒，三钱）　　乌梅（三个）
炙升麻（一钱）　生姜三片为引。

◉一捻金

党参　大黄　黑丑（炒）　白丑（炒）　槟榔各等分
研取头末，每服一字，红糖为引。

【校注】

① 时医：当时的医生，亦即当代的医生。

② "此小儿阴虚"句：这是我写这篇小儿阴虚论的理由。

③ 惫〔bèi 备〕：极度疲乏。

④ "欲回阳气"两句：阳气本不虚，而用大热之药，只能是摧残损耗了阴气。

⑤ "何谓"句：什么是小儿阴虚呢？

⑥ 之所由作：发生的原因。

⑦ 蒸变：又称变蒸。指婴儿在生长发育过程中，或有身热、脉乱、汗出等症，
而身无大病者。从西晋王叔和，至隋唐医家，日相传演，其说益繁。多数医
家认为，变蒸不是疾病，而是小儿发育的一种自然现象。

⑧ 见理未透：没有真正弄透彻其中的道理。

⑨ 夥：多。

⑩ 煖〔nuǎn 暖〕：暖的异体字。

痘

痘，热证也。有实、有虚。实者毒气盛也，虚者元气弱

也。　稽之①方书，痘证发热三日，见点三日，起胀三日，灌浆三日，收靥②三日，约略计之：旬有五日③，结痂落痂而痊。　其发热也，神清气爽；其见点也，红润光莹；其起胀也，类圆坚实；其灌浆也，脓稠皮厚；其收靥也，不疾不徐④；其结痂也，苍老高起——是为顺证。　反是则为险证，甚则为逆证。　逆证不可治，顺证不必治。　所宜治者，特险证耳，如发热时烦渴惊啼、寒战咬牙，毒气盛也；见点时一涌而出，热势不退，毒气盛也；起胀时稠密赤紫，毒气盛也；平扁灰者，元气弱也；灌浆时顶陷皮薄，元气弱也；收靥时浆清色嫩，元气弱也；结痂之后干燥不落，毒气盛有余热也。　毒气盛者，用升麻葛根汤以解表，用归宗汤以攻里，用凉血攻毒饮以除在里之实热，用清热解毒汤以除在表之浮热，用苏解散以散风寒之郁热，用凉血解毒汤以清痘后之余热。元气弱者，用保元化毒汤以补气活血，用补中益气汤以救其塌陷，用回浆饮以助其收结——此皆成方。　成方原不止此，痘证亦不止此。　随证立方，方书中要不外此。　学究于此，窃有说焉。　夫药力之行，必须对时。　痘证之变，每在顷刻，且变证发见于外，毒气早已糜烂于中。　随证立方，盖处常不及之势矣。　夫变证恒在⑤灌浆之后，而预防其变当在发热之时。　变证甚多，岂能预料，要可以两言概之曰：毒气盛、元气弱而已。　若一经发热，即有以培元气之不足，制毒气之有余。　岂不能令见点起胀、灌浆收靥、结痂落痂、俱无变证乎？　兹特酌定一方，名曰归身生地汤：以归身、生地为主，而表散之药助之。　归身、生地可以生血，血足则元气盛；可以清热，热清则毒气衰。　元气盛而毒气衰，又何至险证逆证之迭出哉⑥？　问：发热而兼泄泻，不虑归身之滑肠乎？　曰：痘证发热泄泻，乃内热之极，与瘟疫之协热下利，正属相同。　用归身以滋阴，水足则火息，转不泻矣。　问：发热而兼憎寒，不虑生地之过凉乎？　曰：痘热证也，手足凉及膝肘，乃热深厥深，与瘟疫之真热假寒，正属相同。　得生地以清火，热退则厥回，转不寒矣。　问：升麻葛根汤，正系痘证发热之方，且有万氏加减，何必另立方剂？ 曰：升麻葛根汤，乃升麻、葛根、赤芍、甘草也，当扶危定倾⑦之时，用轻描淡写之剂，以之塞责避谤⑧则可，以之拯溺救焚⑨则难耳。 万氏治痘，以此方为主，随证加药，口干加花粉、麦冬；自利加黄芩；呕吐加半夏、生姜；腹痛加木香、青皮、枳壳、山楂；腰痛加独活、细辛；头痛加羌活、藁本、蔓荆子；咽痛加桔梗、连翘；惊搐加木通、生地。 何以烦渴？ 何以呕吐？ 何以疼痛？ 何以惊搐？ 概置不问。 舍本治标治如不治。 至谓小便少加木通、车前、瞿麦，痘证正患阴亏，火盛尚可利水乎？ 又谓泄泻加人参、白术、诃子、茯苓，收靥泄泻，自系里虚，可以用补。 发热泄泻，正系热盛，尚可补乎？ 知当然而不知所以然，见利忘害，则治不如不治矣！ 何贵有此汤？ 何贵有此加减哉？ 问：升麻葛根汤，犹虞力量轻微乎？ 其未闻张会卿之论乎？ 曰：张会卿谓此汤性味清凉，纯于疏泻，必阴阳多实多热者，乃宜用之。 小儿气血体质，大都虚弱和平，预用清凉，未免伤其胃气。 全用疏散，未免伤其表气。此公居心甚慈，惜见理太昧耳⑩。 气质虚弱，痘毒亦虚弱乎？ 气质和平，痘毒亦和平乎？ 以完善之小儿忽而发热出痘，遍身成疮成脓，甚至焦黑溃烂，固有大不和平者在也。 谓清凉恐伤胃气，独不虑毒热之伤胃气乎？ 痘证之呕吐不食，非胃气之伤于毒热乎？ 谓解散恐伤表气，独不虑毒热之伤里气乎？ 痘证之呕吐便血，非里气之伤于毒热乎？ 阴阳无实无热，痘毒无不实无不热。痘证乃人生第一极重之证，必须极重之剂以治之。 归身生地汤清凉表散，数倍升、葛，此会卿之所咋舌⑪。 而学究用之，犹恐药不知病者也。问：用归身生地汤犹恐药不敌病奈何？ 曰：大黄济之，痘证系属胎毒，感天地之疠气而发，沿门阖户，互相传染，与瘟疫无异，治瘟疫之法，先解表后攻里，必使邪热外泄，里证始消。 痘证亦然。 瘟疫下不厌早，痘证下更宜早。 首剂用归身生地汤，犹治瘟之用加味达原饮也。 次剂加以大黄，犹治瘟之用三消饮也。 表之散之，攻之下之，使其热有所泄，则毒有所出。 发热三日之内，通盘之大局已定。 如果服药得宜，则见点起胀灌浆时，自无热盛毒盛之患，而收靥结痂落痂，亦可行所无事矣。 问：起胀而平扁灰白，灌浆而顶陷皮薄，收靥而浆清色嫩，皆因元气之虚。 发热时而用攻下，岂不虑起胀后之成为虚证乎？ 曰：起胀后之虚证甚多，治虚证之方亦不少。 可惜名医接踵⑫，知其虚而不知其所以虚也。 此虚非因攻下而虚，亦非因元气本虚而虚，皆因发热之时，薰蒸燔灼，以致阴血枯槁，直至起胀灌浆，而其证始见耳。 若发热之初，预为攻之、下之，毒气多去一分，则元气少耗一分。 几见有发热见点时热势不甚，起胀灌浆时成为虚证者哉？ 问：本系顺证，何须服此？ 曰：即系顺证，服此亦甚有益。 且险证、逆证，皆顺证之变证也。 既成逆证，则不可治，未成逆证，即谓之不必治乎？ 厝火积薪⑬，火未及然，预为之撤其火，徙⑭其薪而贮之水，迨至既然，亦易于扑灭，不至不可向迩⑮矣。 归身生地汤，用归身生地以滋阴，贮之水也；用葛根柴胡以解表，徙其薪也；加酒浸大黄以攻里，撤其火也。 凡天花流行之年，小儿偶见风寒，证见发热，而手足独凉，兼之惊悸、喝欠，喷嚏眼泪，即系出痘之兆。 宜令先服归身生地汤一剂。 如其热仍不退，宜令再服加味归身生地汤一剂，小儿灌药甚难，此汤宜武火急煎，取其清汁，分盏盛贮，陆续温服。 务令药皆入腹，不可有名无实。 问：病主求方，多在起胀灌浆之后，险证、逆证迭出之时奈何？ 曰：病主既临渴掘井，医家自不得不亡羊补牢⑯，步步尾追，难免着着落后。 然能随证立方，各得其宜，犹胜于补其所当攻，攻其所当补者之倒行逆施也。 兹特按证之次序、时之先后，排列诸方，并注明各证是实是虚，各方是攻是补，庶⑰免临证时混于所施，以此补偏救弊⑱，亦可以弥缝其缺，而匡救⑲其灾矣。 倘有问方于发热之初者，宜以归身生地汤急予之，且以加味归身生地汤再予之。

●归身生地汤第一

痘证发热第一日宜服此。此方非仅为痘证发热而设，直合痘证之初终，兼综而条贯之。盖痘证之起胀灌浆，是险是逆，皆基于发热之初。特发热时，证之险逆，尚未全露。且此时内而脏腑，外而肌肤，均尚完善。痘证若火始然，尚未延烧，此方重用归身、生地以养血，佐之柴、葛以解表，服之必微汗，内热外热皆减。

归身（生，五钱）　生地（五钱）　知母（生，二钱）　黄芩（一钱）　柴胡（二钱）　羌活（二钱）　葛根（二钱）　浮萍（钱半）

●加味归身生地汤第二

痘证发热之第二日宜服此。此方重在攻里。痘证次日，毒热尚聚于内，未及散漫，乘其聚而攻之、下之。所谓毒热多去一分，则阴血少耗一分，正此时也。服此汤必溏泻数次，日后自无热盛、毒盛之患矣。

归身（生，五钱）　生地（五钱）　知母（生，一钱）　黄芩（生，三钱）　柴胡（二钱）　葛根（一钱）　羌活（二钱）　浮萍（钱半）　大黄（酒浸、生用，二钱）

●归宗汤第三

痘疹发热之时，热势壮盛，爪甲色紫，四肢厥冷，大小便闭，谵语烦躁，大渴引饮，唇口焦裂，舌生芒刺，吐血衄血，皆系毒盛、热盛所致，宜服此。

发热业经三日，应出不出，由于毒火内伏，仍宜服此。发热未及三日，一齐涌出，由于毒火迅烈，亦宜服此。或加犀角、黄连。

痘证见点时根脚紧束，由于毒盛气滞而内伏，仍宜服此；或稠密攒簇，粘连不分，由于枭毒[20]为害，亦宜服此。

痘证灌浆时，地界红紫，痘形焦黑，由于毒火炽盛，气血锢滞㉑，仍宜服此，或加犀角、黄连、山甲、地丁。

大黄（生，二钱）　生地（三钱）　赤芍（二钱）　东楂（三钱）　青皮（一钱）　木通（一钱）　荆芥（二钱）　牛子（炒，三钱）

灯芯引，水煎服。

◉**清热解毒汤第四**

痘证见点时热仍不退，宜服此。

若痘色赤紫明亮，由于毒盛、热盛，亦宜服此。

荆芥（炒、研，二钱）　木通（一钱）　牛子（炒、研，二钱）　生地（三钱）　青皮（一钱）　山楂（二钱）　丹皮（二钱）　前胡（二钱）　红花（一钱）　蝉蜕（去足，一钱）　滑石（二钱）　紫花地丁（二钱）

灯芯为引，水煎服。

◉**凉血攻毒饮第五**

痘证见点之后热仍不退，且见诸实者，宜服此。

若痘色黑暗干枯，由于毒锢血凝，亦宜服此。

大黄（生、酒浸，一钱）　荆芥（炒、研，二钱）　木通（一钱）　牛子（炒、研，三钱）　赤芍（二钱）　生地（三钱）　青皮（一钱）　蝉蜕（一钱）　红花（一钱）　紫草（一钱）　葛根（二钱）　丹皮（二钱）

灯芯引，水煎服。

◉**苏解散第六**

痘证见点时，或因风寒外郁，应出不出；或因风寒外感，已出复回，宜服此。

起胀时风寒闭塞，应起不起，亦宜服此。

川芎（一钱）　前胡（二钱）　牛子（炒、研，三钱）　南楂（二钱）　木通（一钱）　苏叶（三钱）　羌活（二钱）　升麻（炙，一钱）　葛根（二钱）　桔梗（二钱）　荆芥（炒、研，三钱）　防风（二钱）　甘草（一钱）

芫荽引，水煎服。

●保元化毒汤第七

痘证起胀时，其形平扁，其色灰白，倦怠气乏。察系[22]元气虚弱，宜服此。

党参（三钱）　炙芪（三钱）　甘草（一钱）　归身（炒，五钱）　山甲（炒、研，一钱）　南楂（一钱）　白芷（一钱）　木香（一钱）　僵蚕（炒、研，一钱）　川芎一钱

煨姜引，水煎服。

●补中益气汤第八

痘证灌浆时，根虽红润，顶却微塌，面白、肢冷、虚烦、便溏宜服此。

炙芪（五钱）　白术（炒，一钱）　党参（五钱）　升麻（炙，一钱）　柴胡（五分）　陈皮（五分）　归身（炒，五钱）　甘草（一钱）

煨姜、大枣引，水煎服。

●回浆饮第九

痘证收靥时，皮薄浆嫩，身凉手凉。察系元气虚弱，宜服此。

党参（五钱）　炙芪（三钱）　茯苓（五分）　白术（炒，五分）　白芍（三钱）　甘草（一钱）　何首乌（五钱）

煨姜引，水煎服。

痘证结痂之后，干燥不落。察系有余毒、余热，宜服此。

归身（五钱）　生地（五钱）　紫草（二钱）　丹皮（二钱）　红花（一钱）　连翘（去心，二钱）　白芷（二钱）　桔梗（二钱）　甘草（二钱）

灯芯引，水煎服。

【校注】

① 稽（jī 基）之：考核，考查，查阅。

② 收靥（yè 夜）：指痘之凹陷长平，浆液吸收。靥，颊边之微涡。此指痘疮塌陷处。

③ 旬有五日：十五日。旬，十天为一旬。有，通"又"。

④ 不疾不徐：不快不慢。

⑤ 恒在：常在。恒，常。

⑥ "元气盛"两句：既然元气旺盛，毒气衰弱，又哪会有险证逆证接连出现呢？迭（dié 蝶），连着。

⑦ 扶危定倾：指挽救危局。此指挽回痘证的危重病情。倾，倒塌。

⑧ 塞责避谤（bàng 棒）：塞责，对自己应负的责任敷衍了事。避谤，逃避指责。谤，公开的指责。

⑨ 拯溺救焚：解除危难之意。拯溺，救出溺水的人。救焚，救火。

⑩ "此公居心"两句：这位老先生心是好心，可惜太不明白医理了。昧，不明。

⑪ 咋苦：不赞成，表示反对。

⑫ 接踵（zhǒng 种）：接连不断。一个接一个。踵，脚后跟。

⑬ 厝（cuò 挫）火积薪（xīn 新）：把火放在柴堆下面，比喻潜伏着极大的危险。厝，放置。薪，柴禾。

⑭ 徙（xǐ 喜）：迁移，移去。

⑮ 迩（ěr 耳）：近。

⑯ 亡羊补牢：羊丢失了，才修理羊圈。《战国策·楚策四》："亡羊而补牢，未为迟也。"比喻在受到损失之后，才想办法补救，免得以后再受到损失。亡，丢失。牢，饲养牲畜的圈。

⑰ 庶（shù 树）：或许。

⑱ 补偏救弊（bì 必）：补救偏差疏漏，纠正缺点错误。

⑲ 匡救：扶助救济。

⑳ 枭（xiāo 肖）毒：大毒，剧毒。枭，凶猛。

㉑ 锢（gù 固）滞：瘀滞。此指气血凝瘀不流畅。

㉒ 察系：诊断为。系，是，为。

疹

疹，热证也。宜散不宜温，可清不可寒。其证沿门阖户，互相传染，盖亦天地之疠气使然。然与天花之本乎胎毒者不同。是以有出者，有不出者。方①出之时，其证为实；既出之后，其证为虚。小儿患此证者，类皆发热咳嗽，喷嚏眼泪，发热二三日，或四五日始见点，渐次②稠密，有颗粒而无根，晕微起泛而不灌浆，三日之后，渐次没落，此疹之大概也。顾③疹有变证，欲出不出，方出骤回是矣。欲出不出，则热郁于中而为烦躁；方出骤回，则热归于内而为昏沉。疹有兼证：泻痢、喘促、谵妄、呕、渴、喉痛、腹痛之类是矣。热移于胃则为泻，热移大肠则不痢，热扰心窍则谵妄，热灼肺经则喘促。方书随证立方，如升麻葛根汤、三黄石膏汤，皆常用之剂也。窃④谓升麻之性，最能提升，热证用之，总属不宜，黄连之性最为寒凝，散剂用之，尤属不宜，至于麻黄、石膏，一燥一寒，更宜屏除者也。夫表散之品，升麻不如柴胡；清凉之品黄连不如生地。学究特制归身生地汤，宜于痘亦宜于疹。盖归身滋阴生血，补而不滞；生地滋阴清热，凉而不寒；加以柴、葛、羌活，托里而兼解表。疹证欲出不出，方出骤回，皆宜用之。即泻痢、喘促、谵妄等证，用之亦甚相宜也。若热势上冲，咽喉肿痛，须于此方中加酒浸大黄三钱下之。热郁于胃，大渴引饮、呕吐不食，必有胸腹胀痛、坚硬拒按诸证，亦须于此方中加酒浸大黄三钱下之。疹证虽不宜泻，然热势太甚，亦不得不微利⑤之也。此疹证方出之时，察系实证之治法也。疹出之后，更有余热之证，身热不退、泻痢不止、咳嗽不止等类是矣。己卯春夏之交，小儿病疹者甚多，疹后等皆咳嗽。其嗽必一连数十声，势甚沉重。用方书治嗽之方治之，迄无一效⑥。盖此证全系阴虚，凡二陈汤、杏苏散，化痰散风之剂，皆不相宜也。其身热不退，泻痢不止者，亦系阴虚。用柴胡以清热而热愈甚，虚证不可散也；用参术以止泻而泻愈甚，阴虚之证不可以补阳也。惟用乌梅四物汤以滋阴，不清热而热自清，不止泻而泻自止，不治嗽而嗽自愈矣。此疹后余热，察系虚证之治法也。夫疹证本甚轻微，乡俗于疹方出时，用苇芽、芫荽煎汤饮之，表散透发，可免欲出不出之患，谨避风寒，亦不至方出骤回。疹后倘⑦有余热，饮食渐进，津液渐生，阴血既足，其热亦能自退。若必须服药，则归身生地汤宜于疹初诸实证。乌梅四物汤宜于疹后诸虚证，酌而用之可矣。

● **乌梅四物汤**

归身（五钱）　生地（五钱）　乌梅（三个）　醋白芍（五钱）

● **归身生地汤**

归身（生，五钱）　生地（五钱）　知母（一钱）　黄芩

（一钱） 柴胡（二钱） 羌活（二钱） 葛根（二钱） 浮萍
（钱半）

【校注】

① 方：刚，才。

② 渐次：慢慢地依次序。

③ 顾：但。

④ 窃：私自，暗自，旧时谦词。

⑤ 利：此指泻下。

⑥ 迄〔qì 气〕无一效：始终没有一点效果。迄，始终。

⑦ 倘：或许，可能。